"医"说科普丛书

第 二 辑

总主编 李青峰 主编 陈 刚

重塑

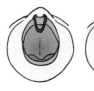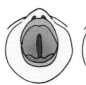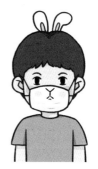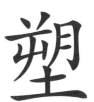

新生

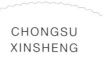

CHONGSU
XINSHENG

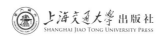
上海交通大学出版社
SHANGHAI JIAO TONG UNIVERSITY PRESS

内容提要

　　本书是普及整形外科知识的科普图书，为"'医'说科普丛书"（第二辑）之一。整形外科是一门历史悠久又充满活力的学科，融合了医学实践、艺术审美和科技创新，在现代社会中备受关注。本丛书由《重塑新生》《重塑体貌》《重塑美丽》三册组成，由上海交通大学附属第九人民医院整复外科的专家团队精心编撰，致力于为读者揭开整形外科的神秘面纱。

　　《重塑新生》一书着重介绍整形外科在矫正出生缺陷方面的技术和应用，并为读者深入了解先天性畸形提供了相关知识。全书从多个角度介绍了如何处理孩子出生时的各种缺陷，详细解释了一些常见的先天性畸形及其治疗方法。通过具体案例和专业建议，帮助读者了解和应对出生缺陷所带来的健康挑战。通俗易懂、图文并茂，集科学性、实用性、可读性于一体。对于普及整形医学知识，提升公众健康意识具有重要意义。

图书在版编目（CIP）数据

重塑新生 / 李青峰总主编；陈刚本册主编.
上海：上海交通大学出版社，2024.11 --（"医"说科普丛书）. ISBN 978-7-313-31854-1

Ⅰ. R62-49

中国国家版本馆 CIP 数据核字第 20243BL055 号

重塑新生
CHONGSU XINSHENG

总 主 编：李青峰		本册主编：陈　刚	
出版发行：上海交通大学出版社		地　　址：上海市番禺路951号	
邮政编码：200030		电　　话：021-64071208	
印　　制：上海盛通时代印刷有限公司		经　　销：全国新华书店	
开　　本：710mm×1000mm　1/16		印　　张：14.25	
字　　数：216千字			
版　　次：2024年11月第1版		印　　次：2024年11月第1次印刷	
书　　号：ISBN 978-7-313-31854-1			
定　　价：75.00元			

张艺驰　　张世仁　　张如鸿　　张寒瑞　　言颖杰
宋芳雪　　陆文婷　　陆亭宇　　陈　刚　　陈　辉
陈　霞　　陈昱希　　陈筑昕　　陈鸿锐　　林晓曦
罗旭松　　金　锐　　金云波　　周　佳　　周仁鹏
周显玉　　周晟博　　周燕春　　单圣周　　胡佳骅
侯梦源　　昝　涛　　姜陶然　　姚姗姗　　夏文政
顾舒晨　　徐　梁　　徐若清　　郭琪格　　黄　昕
黄文一　　曹德君　　盛玲玲　　麻荪香　　蒋永康
董继英　　韩　冬　　韩　玥　　程　辰　　程心苇
戴心怡　　魏伯轩

序

在这个科技日新月异的时代，医学作为人类探索生命奥秘、追求健康的重要领域，正以前所未有的速度发展着。整形医学作为医学大家庭中一颗璀璨的明珠，不仅承载着修复创伤、矫治畸形和重塑自信的重任，更融合了医学实践、艺术审美与科技创新，成为现代社会发展中不可或缺的一部分。我深感荣幸能在此为探秘整形医学的科普力作——"'医'说科普丛书"（第二辑）作序，与大家一同探索和共享这一既古老又新兴的医学分支。

整形外科，不仅仅是一门修复形态、重建功能的科学学科，更是一门艺术，关乎医学与美学的和谐统一。它要求医生不仅具备精湛的医术，还需拥有敏锐的审美眼光、深厚的心理学功底以及对社会文化的深刻理解。每一个手术都承载着患者的希望与梦想，每一次治疗都是对生命质量的提升。

在这一领域，上海交通大学医学院附属第九人民医院整复外科团队无疑是国内乃至国际上的佼佼者。他们以卓越的医疗技术、创新的科研精神和深厚的人文关怀，赢得了国内外同行的广泛赞誉。

"'医'说科普丛书"（第二辑）着重探秘整形医学，是总主编李青峰教授及其所率领的编写团队多年临床实践与科研成果的结晶。它不仅涵盖了整形外科的基本理论、技术方法和最新进展，更以其生动的案例和深入浅出的阐述，让读者能够直观地感受到整形医学的魅力，了解正常生活中涉及的整形医学知识。丛书内容丰富、有趣，既有科学的严谨性，又不乏人文的温情，对于普及整形医学知识、提升公众健康意识具有重要意义。

我很高兴能够向广大读者推荐这套科普丛书。我相信，本丛书能为广大读者揭开整形医学的神秘面纱，增进对这一领域的了解和认识。

让我们一起探索整形医学的奥秘，共同领略它带给人类的完美与希望。

中国工程院院士

上海交通大学医学院附属

第九人民医院终身教授

2024 年 9 月

前　言

在医学的众多分支中，整形外科以其独特的修复与重建理念，成为一个备受关注的领域。同时，整形外科也是一个充满创新和活力的学科，其新技术、新名词层出不穷，使得普通民众对整形相关知识非常好奇，对治疗方式既熟悉又陌生，时常伴有困惑与误解。因此，编写一套探秘整形医学的科普丛书，以通俗易懂的方式普及整形知识，帮助公众避免误区，显得十分必要，"'医'说科普丛书"（第二辑）在此背景下应运而生。

整形外科秉承"让伤者不残，残者不废"的宗旨，一直以来服务于国家发展战略。从早期的第二次世界大战、抗美援朝战争的战伤救治，到大炼钢铁时期的伤员治疗，再到改革开放后能源、交通、工业飞速发展中众多事故伤者的救治，整形外科始终站在救伤扶残的最前线，为无数患者带来了新生。随着国家经济的快速发展，整形外科的服务领域更加广泛，从传统的先天畸形矫正、创伤后功能重建、肿瘤切除后的修复，发展到新兴的光电治疗、靶向治疗、脂肪重塑、衰老治疗等，整形外科已经超越了传统外科的范畴，成为一个多学科交叉、技术高度密集的领域，是现代医学的重要组成部分。

本丛书由《重塑新生》《重塑体貌》《重塑美丽》三册组成，潜心编撰，精心打造。每本书均深入探讨了整形医学的特定领域：先天性畸形的矫治、创伤后畸形的修复以及整形美容的艺术与科学。本丛书详尽介绍了各自领域的最新进展、治疗方法以及风险防控。我们希望通过本丛书的出版和维护，在整形医学与读者之间，搭建一座桥梁，以增进读者对整形医学的理解与认识，同时也希望本丛书能够成为整形外科医学发展的重要推动力。

在此，感谢所有为本丛书的出版辛勤努力的专家和学者，感谢他们分享专业知识和宝贵经验；感谢黄浦科协的倾情投入，为本丛书的顺利完成提供了多方位的支持；感谢上海交通大学出版社的精心策划和专业编辑。最后，也感谢每一位读者的阅读和关注，是你们的热情和信任，激励着我们不断前行。

上海交通大学医学院附属

第九人民医院副院长、整复外科主任

2024 年 9 月

目 录

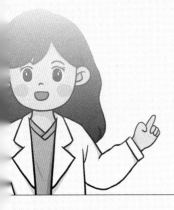

孩子眼皮抬不起来，
警惕上睑下垂

人们常说，眼睛是心灵的窗户。然而，在现实生活中，一些小朋友的这扇窗户，打开得有点晚，也有点小。家长常常反映：孩子刚出生时，一只眼睛过了很久才睁开。虽然最后睁开了，但看上去还是比对侧眼睛小很多，总像是没有睡醒的样子。这究竟是什么原因呢？这种胎生大小眼是不是某种疾病？要不要早期干预、治疗？

如果发现孩子存在上述情况，应高度怀疑他们患有先天性上睑下垂！在我国，先天性上睑下垂一般是由提上睑肌或提上睑肌腱膜发育不良等导致的，整体发生率约为 0.2%。其中，先天性重度上睑下垂的发生率更低，但属于下垂程度最严重的一类。如不早期治疗，往往会导致"形觉剥夺"，如弱视、斜视等视觉功能障碍。

▶ 什么是上睑下垂

正常眼睛的上睑缘位于角膜上缘下 2 mm 以内。排除额肌作用后，若上睑缘遮盖黑眼球大于 2 mm，即可诊断为上睑下垂。根据睑缘下垂的程度，可分为轻度、中度和重度下垂，分别对应的上睑缘下垂量为不大于 2 mm、2～4 mm 和大于 4 mm。根据测量的提上睑肌力数值，同样可以做出相同的诊断：不大于 3 mm，为重度；4～7 mm，为中度；8～10 mm，为轻度。这些数值需要专业人士或医生来测量，大众则可以通过以下观测来初步判断：上睑缘遮挡角膜超过 1/3 者，轻度；1/3～1/2 者，中度；超过 1/2 者，重度。

▶ 上睑下垂的临床表现是什么

上睑下垂者多睁眼无神，大小眼（两侧睑裂高度不同），喜欢抬眉视物。中、重度上睑下垂患者，还会伴有明显的高低眉、仰头视物现象。年龄大的患者还会有明显的抬头纹、斜视、弱视等。

轻、中度的上睑下垂以影响眼睛对称性和外观为主，对眼睛视觉功能一般没有损害。但是，对于中度偏重度、重度和极重度的上睑下垂，不仅影响美观，不及时治疗还可能导致"形觉剥夺"，即形态上的阻碍干扰光线正常进入眼内，影响视觉发育的现象。

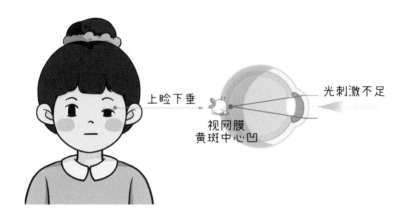

▶ 上睑下垂的治疗时机

通常，轻、中度上睑下垂除了对眼睛外观有影响外，一般不会损害患者的日常生活和视觉功能，手术是为了更好的眼部对称性，建议在局部麻醉下进行手术。因此，手术的时机，取决于患者是否能忍受局部麻醉的疼痛，以及是否有手术意愿。而对于重度上睑下垂，如不及时治疗的话，眼睛发育就会受到影响，因此建议早期治疗，推荐的最佳治疗年龄段是3～6岁（学龄前）。一方面，不是说3岁之前的小朋友不能手术。而是重度上睑下垂患儿术后早期存在明显的眼睑闭合不全，护理不当可能导致眼干，各种角膜刺激症状如溢泪、畏光，严重的可能会引起角膜溃疡、穿孔等并发症。如果患儿年龄过小，不能配合术后护理，即使出现不适症状也不能很好地与家长或医护沟通，那么手术的风险将会大大提高。另一方面，超过6岁的小朋友，一般开始进入小学阶段学习，学习压力明显增加，术后密切护理时间一般为 3 个月左右，请假时间太长会影响学习。因此，从护理风险、手术安全、日常学习等多方面因素综合考虑，3～6 岁这个年龄段是治疗先天性重度上睑下垂的黄金时期。但是，如果 3 岁以下的小朋友视力发育已明显受到影响，即使手术风险增加，也还是要考虑尽早手术；而如果小朋友身体发育迟缓，如营养不良、智力发育迟滞等，这种情况下应适当推后手术时机。

在最佳手术时机前，若家长担心下垂影响视力发育，可在患儿眼睑上粘贴胶带等，尽可能地让患眼接触到更多的光线刺激。但这一步实际操作时会有不少困难，暂时没有统一标准的方式、方法，需要各位家长根据自家孩童的实际情况应对，并耐心等待手术时机的到来。

▶ 先天性小睑裂综合征：特殊的上睑下垂

先天性重度上睑下垂通常累及单眼。但是，有一类特殊的疾病，双眼重度下垂同时出现，还伴有逆向性内眦赘皮，眼距增宽，睑裂狭窄，临床上称之为"先天性小睑裂综合征"（BPES）。这类疾病是由于 3 号染色体上 *FOXL2* 基因杂合突变导致的，属于罕见的常染色体显性遗传，人群总体发病率约为 0.02%。BPES 分为两型，Ⅰ型由父亲传代，累及女性患者卵巢，引发其功能早衰而不能生育，可能还合并心脏疾病、智力发育迟滞、耳畸形等；Ⅱ型双亲均等传代，不累及卵巢，表现为典型的 BPES 眼部畸形外观。BPES 在治疗上难度更大，因睑裂明显狭小、合并宽眼距，一般 3 岁之前先矫正内眦赘皮，综合条件允许的情况下尽早开展序贯治疗手术矫正重度上睑下垂。

▶ 上睑下垂的治疗方法

轻、中度上睑下垂的矫正一般选择提上睑肌腱膜—米勒肌复合体缩短术，效果较好。文献里还有其他的诸多术式，操作主要还是涉及提肌腱膜以及米勒肌。重度上睑下垂的治疗方法具有多样性，每种方法有利有弊，各具特点。额肌瓣是经典的矫正重度上睑下垂的术式，采用单纯额肌瓣、自体组织如颞筋膜等额肌瓣悬吊，或异体材料硅胶、聚四氟乙烯（PTFE）等额肌瓣悬吊，也有较好的效果。时至今日，部分睑板切除联合提上睑肌腱膜—米勒肌复合体缩短术、联合筋膜鞘（conjoint fascial sheath，CFS）悬吊术等，治疗效果显著，时下流行并被推崇。

▶ 上睑下垂的手术并发症和风险

上睑下垂手术的并发症和风险，主要与术后眼睑闭合不全相关，尤其是重度上睑下垂，因组织缩短多、悬吊位置高等，术后发生明显的闭合不全。护理不当可导致干眼、畏光、溢泪等，甚至是暴露性角膜炎、角膜溃疡、穿孔等严重并发症。同时，上睑迟滞的程度，与下垂程度呈正相关。矫枉过正或矫正不足，双侧睑裂不等大、外形不对称，上睑弧度不流畅或成角畸形、眼睑外翻、眼睑内翻、倒睫、结膜脱垂、术后回落明显、复发，再次手术可能等。

▶ 上睑下垂的术后注意事项

（1）**保护角膜**：重度下垂患者下睑缘缝线（FROST缝线）封眼；白天滴眼液滴眼，夜间涂眼膏封眼。暴露性角膜炎症状时，需加用促进角膜表皮细胞生长的修复性滴眼液。

（2）**清洁伤口**：每天清洁伤口，术后1周拆除缝线。

（3）**按时复诊**：术后1个月、3个月、6个月门诊复诊。

（4）**密切观察**：如有异常情况，比如出现眼睛干涩、局部红肿热痛、分泌物增加等，要及时就诊。

▶ 常见问题解答

1. 只做双眼皮手术能矫正上睑下垂吗

单纯双眼皮手术不能纠正提上睑肌的力量，是解决不了上睑下垂的问题的。

2. 胎生双侧眼睑下垂，眼距宽，眼睛很小，可能是什么问题

要当心先天性小睑裂综合征，需要通过手术矫正。

3. 贝尔征阴性的儿童，做上睑下垂手术应注意什么

贝尔指闭眼时眼球上转的功能。由于上睑下垂术后早期会存在闭合不全的情况，若贝尔征阴性或可疑阳性，说明眼球上转能力较差，术后角膜暴露风险大，术中矫正值应偏小以保护角膜，且术后需加强日常护理。

4. 手术复发了，还可以再次手术吗

手术后复发，还可以再次修复。对于重度上睑下垂，如追求较好的眼部美观（睑裂大小和形态），一般需多次手术。

5. 上睑下垂手术后有双眼皮吗

上睑下垂手术的入路一般选择上睑皮肤入路，切口高低取决于下垂的程度，术后都是有双眼皮的。患者根据自己的喜好，可选择不同的双眼皮外观。然而，对于中度偏重度和重度下垂的患者，疾病本身的恢复具有一定的不确定性，因此应降低对眼部外观的要求，而重点放在睑裂大小上；若这类患者对眼部外观具有高要求，术后可能存在二次或多次手术调整的可能性。

灵动好看的眼睛，会让人如春风沐面。胎生大小眼提醒着我们：这可能是疾病，是上睑下垂！无论是从美学的角度，还是从功能的层面考虑，我们应认识胎生大小眼，并及时纠正、治疗，让眼睛重新明亮，让美回归。

（周显玉　单圣周　刘　菲　杨　军）

睁眼费力，眼睛无神，上睑下垂的诊断与治疗

小张一侧眼皮睁眼费力，眼睛无神，不仅显得大小眼睛不对称，还因为经常抬眉毛帮助睁眼睛，使得年纪轻轻额部就皱纹明显。这个问题困扰她很久了，所以今年暑假决定来整形外科就诊。医生检查后告知，这是单侧上睑下垂。什么是上睑下垂？该怎么治疗？术后护理要注意哪些？

▶ 上睑下垂的分类

上睑下垂是整形外科常见疾病，不仅影响外观，还会对视力造成不良影响。其根本表现是当睁眼时上眼睑遮盖角膜（也就是我们常说的黑眼球的区域）超过 2 mm；由于上睑下垂患者均会使用抬眉的方式帮助睁眼，因此在诊断时需排除抬眉的影响，即将眉毛上的额头部分压住，然后再观察上眼睑遮盖角膜的情况。

单侧上睑下垂者可与正常侧进行对比估计下垂量：两眼平视时，两侧睑裂高度差，即为下垂量。双侧上睑下垂者则需观察上睑缘遮盖角膜的程度，根据遮盖程度分为：① 轻度：遮盖不大于 4 mm，此时下垂量不大于 2 mm；② 中度：遮盖在 4～6 mm，下垂量为 2～4 mm；③ 重度：遮盖大于 6 mm，遮盖达到瞳孔中央，此时下垂量大于 4 mm。

根据造成上睑下垂的具体病因，主要有以下 5 类。

（1）肌源性：肌源性上睑下垂可以是先天性的，也可以是后天性。先天性者多为上睑提肌发育不良所致，临床上此类患者不仅表现为上睑提肌收缩功能减弱，同时也存在舒张功能下降，即上睑迟滞。后天性者主要是由于局部或弥漫的肌肉疾病所

致，如肌强直综合征、进行性肌营养不良及重症肌无力等。

（2）**腱膜性**：由各种原因引起上睑提肌腱膜裂孔或者断裂所致，多见于自发性或退行性变如老年性上睑下垂，也可见于外伤、内眼手术或佩戴硬性角膜接触镜。此时，上睑提肌肌力较好，肌力评估量多大于 8 mm，上直肌功能正常。

（3）**神经源性**：由动眼神经或动眼神经分支麻痹所致，可伴一条或多条动眼神经支配的眼外肌功能障碍，多数表现为上睑下垂伴上直肌功能障碍。

（4）**机械性**：各种因素造成的眼睑瘢痕样增厚所致。可见于外伤、肿瘤侵犯或手术等情况。

（5）**假性**：此类患者不是受患侧上睑提肌功能障碍所累，而是如各种原因所致的眼球内陷致上睑支撑欠佳，表现为睑裂变小；长期眼睑痉挛所致上睑睁开困难；对侧眼睑退缩（如甲状腺相关眼病），健眼则表现出眼睑下垂；严重睑皮肤松弛或赘皮遮挡睑缘，表现为眼睑下垂。对于假性眼睑下垂，检查鉴别非常重要。

▶ 上睑下垂的治疗

通常根据上睑下垂的严重程度不同而采用不同的矫正术式，但需要注意的是没有一种方法适用于所有的上睑下垂，也不是同样严重程度的下垂就一定采用相同的手术方式矫正，而是根据上睑提肌及其相关组织的性质不同而有个体性差异。

常用上睑下垂矫正术式包括以下几类。

（1）**利用上睑提肌的相关手术**：这是更符合人体生理结构的一类术式，常包括上睑提肌前徙、上睑提肌折叠、上睑提肌缩短 3 种手术方式。但对于重度上睑下垂，因上睑提肌功能极差或消失，选择上睑提肌手术会出现矫正不足的情况。

（2）**利用额肌的相关手术**：是对上睑提肌功能较差患者的有效治疗补充。通常适用于上睑提肌肌力较差，或由于外伤、手术等原因上睑提肌结构被破坏的情况。

（3）**睑板切除术**：通过适量切除部分睑板，以达到抬高上睑的作用，需注意睑板宽度至少保留 5 mm。可独立治疗轻度上睑下垂患者，也可联合上睑提肌缩短手术，用于中、重度下垂患者。

（4）利用上睑提肌与上直肌联合筋膜鞘（CFS）的手术：CFS是上直肌和上睑提肌之间的筋膜组织，对于重度下垂患者，可将此结构与睑板缝合增强悬吊效果。

对于何时适合手术治疗，需根据病因及严重程度来进行选择。如为先天性上睑下垂：① 轻至中度上睑下垂，因瞳孔可以部分或全部暴露，故可以在患者年龄较大，可以配合局部麻醉后手术矫正；如考虑社会–心理因素，可以在学龄前期即3～6岁手术。② 单眼重度上睑下垂，因瞳孔全部遮盖，仰头视物，可导致弱视及脊柱发育问题，可在1岁左右手术。③ 小睑裂综合征，属于重度上睑下垂，可于2岁左右手术。手术可以分两期进行，先做内外眦成形，6～12个月后二期行上睑下垂矫正手术。④ 双侧肌力不同的上睑下垂，由于赫林反射，表现为下垂眼睑矫正完成后，对侧眼睑下垂加重。因此，对于双侧肌力不同的上睑下垂，建议先对下垂较重侧进行矫正，待半年左右眼睑形态稳定后再进行对侧下垂的矫正。如为后天性上睑下垂：① 外伤性上睑下垂，急诊期可行上睑提肌修复。如为陈旧性损伤，则至少外伤创面愈合后6个月以上，局部瘢痕组织软化，才可考虑手术。② 腱膜性上睑下垂，只要诊断即可手术。③ 动眼神经麻痹、重症肌无力及其他后天性上睑下垂，首先治疗原

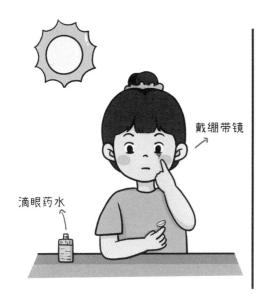

戴绷带镜

滴眼药水

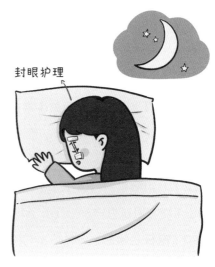

封眼护理

发病，待原发病稳定半年以上可考虑手术。

做好了手术，术后护理也是非常重要的。除了常规的术后冰敷，保持创面清洁及术后 5～7 天拆线等眼部术后护理以外，封眼护理是上睑下垂术后重要的护理项目。由于上睑下垂术后 1～6 个月，会出现或多或少的闭合不全，此时需在晚上睡觉时进行封眼护理。同时在白天活动时，由于无法封眼，此时需采用眼药水湿润眼球的方法，1～2 小时一次即可。如出现暴露性角膜炎症状，需加用促进角膜细胞生长的修复性滴眼液，并佩戴绷带镜保护角膜。

（刘　菲　陈　刚）

上睑下垂术后恢复及护理要点

▶ 术后即刻

手术之后走出手术室的时候即开始冰袋冰敷，最好不间断冰敷，连续 2 天。但冰敷时注意不要让水浸湿纱布，一定要保持伤口干燥。

▶ 术后第二天到拆线

第二天早上就可以拆掉包扎纱布，用碘酒或乙醇（酒精）清洗伤口消毒。眼部有血痂时可以用普通眼药水湿润后擦掉。

▶ 封眼护理

这是上睑下垂术后最重要的操作，由于上睑下垂术后 1～6 个月，睑裂都会出现或多或少的闭合不全，此时必须在晚上睡觉时进行封眼护理。具体操作是在移开眼睫毛的同时涂抹眼药膏完整地封住整个眼球，涂完后，在术后头 3 天用下眼睑留置的缝线向上拉闭合眼睑。拆线后用医用贴膜贴住上下眼睑。在白天活动时，由于无法封眼，需要使用眼药水湿润眼球，1～2 小时一次即可。

▶ 拆线

手术在 6～7 天后拆线，拆线不一定要到上级医院拆，可以就近找正规医院进行拆线。儿童采用可吸收缝线缝合的可不拆线，1 周左右水洗缝线可自行脱落。拆线后 2 天可以正常洗脸、碰水。

▶ 关于术后饮食

术后饮食以清淡为主，因为瘢痕的形成及稳定需要 3～6 个月的时间，在此期间最好不要抽烟喝酒，少食辛辣。

▶ 祛瘢药

上睑下垂术后不推荐使用祛瘢药物，因为祛瘢药物多为硅酮类物质，比较黏稠，涂抹不当会引起双眼皮形状的畸形变化，适得其反。手术术后据笔者观察是否使用祛瘢药物并不会影响最后瘢痕的形成。注意防晒，忌口更有利于瘢痕的恢复。

▶ 关于热敷

手术后不建议热敷来促进消肿，因为正常恢复过程肿胀并不严重。而热敷的效果就是增加局部血液循环，虽然帮助消肿，但丰富的血液供给同时会促进瘢痕形成，反而适得其反。所以除非非常明显的肿胀，一般情况下不建议热敷。

▶ 术后肿胀期

术后肿胀恢复期的时间主要取决于个体自身体质。一般明显的肿胀大概 2～4 周消除，完全恢复自然需要 3～6 个月。

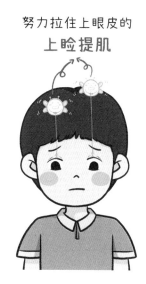

努力拉住上眼皮的
上睑提肌

▶ 关于睁闭眼的练习

上睑下垂术后一定不能锻炼睁闭眼，因为频繁睁闭眼会大大增加缩短的上睑提肌的负担，使并不紧密的连线出现松脱，从而大大增加上睑下垂复发的风险。

▶ 关于化妆和护肤

正常的皮肤护理在拆线后 2 天即可正常进行，化妆品在非切口区域也可正常使用，手术切口的区域需在术后 3 个月（最好半年后）再接触化妆品。

专家提醒：以上都是常规情况下的恢复过程及护理要点，个体差异带来的特殊情况将会得到特别处理。

（刘　菲）

有了"小耳朵"怎么办

门诊忽然进来一大家子人，爷爷、奶奶、外公、外婆、爸爸、妈妈，每个人都神情凝重，只见妈妈怀里抱着刚满月的小宝宝，原来来就医的正是这位小患儿。

小宝宝双侧耳朵前各长了一个跟皮肤颜色一样的圆圆小肉球，摸上去软软的，其中一个里面似乎还有硬的"骨头"。家长们焦急地把医生围了个水泄不通，轮番问道："医生，看看这个要紧吗？""听力会正常吗？""我们家长都没有，为啥孩子会长啊？""手术现在能做吗？""麻醉会不会影响孩子智力啊？"

医生耐心地一一解答着，家长们紧锁的眉头终于舒展开了。

有些新生儿一出生，耳朵周围会多长了小小的突起，有的只有一侧，有的两侧都有，里面甚至还有软骨。许多家长非常焦虑，赶紧抱着小宝宝来就医。

"小耳朵会不会影响听力啊？""最佳的手术时机是什么时候啊？""还会长大吗？""是怎么引起的？"……

为了解决这些关于患者问得最普遍的问题，下面将详细解答。

▶ 为什么会长"小耳朵"

其实，这种"小耳朵"医学上被称为"附耳"或"副耳部"，意为较贴近外耳，因形似"附属耳"或"第二耳"而得名。实则是胚胎期第一、第二腮弓出现发育异常导致。有研究表明，附耳属于常染色体显性遗传，然而，其发病的基因调控机制目前尚不明确。

▶ "小耳朵"常见吗

有研究报道，附耳的发病率为每 100 个新生儿中即有 0.5～1 个出现该病，有些国家报道的发病比例甚至更高。可见，附耳是十分常见的先天性异常疾病。发病率男：女 ≈ 1 ：1，男性略高于女性。右侧：左侧 ≈ 1 ：1，右侧略高于左侧。单侧：双侧 ≈ 3.4 ：1。

▶ "小耳朵"怎么治疗

附耳外观上看是皮肤赘生物，可有蒂或无蒂，颜色跟周围肤色一致，可一个或多个，也可单侧或双侧发生。形状各式各样，有球形、卵圆形、柱形、结节形、分叶形、凹陷形等。里面可含有或不含有软骨，有的还与耳软骨相连，很多摸一摸就能判断，手术切开能更准确看到有没有软骨以及软骨根部的方向和深度。根据统计，高达 70% 的附耳内部含有软骨。手术切除是治疗附耳的主要手段，一般会根据情况，连同软骨全部或部分去除。

▶ "小耳朵"会影响听力吗

大多数附耳自出生出现后不再持续性长大，或伴随小朋友成长相应地变大些，但相对保持同样比例。附耳对于听力不会造成直接的损害。然而部分患者存在其他颅颌面先天畸形（例如先天性小耳畸形等）或患有综合征（例如半面短小症、眼颅脑皮肤综合征等），严重者疾病本身即可能导致听力功能异常，附耳仅为该疾病的第一表现，无论是否手术切除附耳，对于听力没有改变。但有的附耳正好长在外耳道的位置，可能造成机械性阻塞引起的听力下降，手术切除有改善作用。

▶ "小耳朵"都能长在身体哪些位置

附耳可发生的位置各异，大小差异也不同。最多见的是耳前，也可发生在同侧口角或外眼角与耳郭连线的面部任意部位，甚至额部、颈部、前胸也可发生。累及耳屏部位的附耳往往较为复杂，有经验的整形外科医生会考虑在切除附耳的同时，保证耳

屏的完整结构，抑或重建耳屏。伴
有局部凹陷或软骨突起的，也会根
据情况进行相应处理。

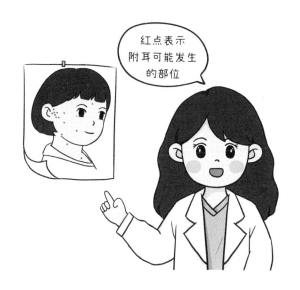

红点表示
附耳可能发生
的部位

▶ 有了"小耳朵"必须要去医院就医吗

值得注意的是，附耳从简单到
复杂的胚胎学异常，被作为一个包
罗万象的症状表现，有些可能潜在
与实体系统性疾病相关，如唇裂、
腭裂、面裂、半面短小、外耳畸

形、面神经发育异常、肛门闭锁、先天性心脏和（或）肾脏疾病等。患有上述先天畸
形的患者往往同时伴发附耳，有些例如唇裂、面裂、外耳畸形等易于辨识。然而，唇
隐裂、腭裂、半面短小、面神经发育异常、肛门闭锁、先天性心脏和（或）肾脏疾病
等可能在新生儿期不易察觉，可来医院做相关检查以避免遗漏。

国外有学者提出，有任何耳部异常的患者同时伴有以下1种或1种以上的情况，
应接受肾脏超声检查：① 其他先天性畸形特征；② 耳聋家族史；③ 先天性耳畸形；
④ 肾畸形家族史；⑤ 孕母妊娠期糖尿病病史。

其他检查可能包含但不限于：肾功能检查、心电图、心脏超声、听力学等。

从以上我们可知，单就附耳而言，可在局麻或全麻下通过手术切除恢复外观，并
可在任意年龄段进行手术治疗。通常情况下，成人及青少年能配合手术的均局麻下切
除，婴幼儿可经医生评估及家属意愿综合考虑后，选择局麻（6月龄以上）或者全麻
（3月龄以上）。绝大多数手术时间短，恢复快。

▶ 手术后需要注意什么

手术后伤口部位会覆盖一块小纱布，24小时后即可揭掉，此后无须再覆盖任何

敷料，易于恢复。伤口部位每日可用消毒水或生理盐水清洁，去除血痂等脏污，直至1周后拆线。伤口早期术后瘢痕会略红，摸上去略硬，时间久了慢慢会变软淡化，此过程平均0.5～1年的时间，绝大多数恢复完全后瘢痕不会特别明显。需要注意的是，术后早期睡觉的时候应尽量避免摩擦到伤口部位。

综上，对于某些先天性综合征或者严重脏器异常者，附耳的表象是需做全面检查的提示信号。除此之外大多数情况而言，单纯的附耳疾病本身主要有碍外观，而听力等功能不受影响。手术切除是最直接的治疗手段，创伤小，恢复快。

当然，并非一旦有了附耳必须要手术，是否切除完全取决于个人意愿，许多明星也都长着附耳，毫不避讳。所以，不必太为此焦虑啦！

（陈　霞　张　群　张如鸿）

耳朵"捉迷藏"，怎么"揪"出来

果果刚出生，妈妈便发现他的耳朵上半部分"躲"在皮肤里，可以用手拉出来，但一松手，它就"缩"回去了。家里人都以为是果果还小，耳朵没长好，长大些就好了。但日子一天天过去，果果的耳朵一直"躲"着不肯出来。妈妈着急了，带他到医院检查。医生告知："这是隐耳畸形，早点矫正可以恢复正常。"

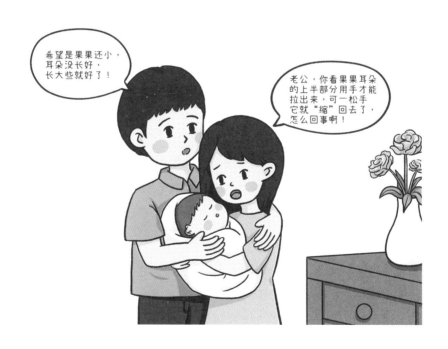

希望是果果还小，耳朵没长好，长大些就好了！

老公，你看果果耳朵的上半部分用手才能拉出来，一松手它就"缩"回去了，怎么回事啊！

▶ 什么是隐耳畸形

隐耳畸形是一种先天性耳郭发育异常，主要表现为耳郭上 1/3 隐藏于头皮下，能被外力牵拉出来并展现正常形态，失去外力牵拉后重新隐藏于头皮下。部分孩子伴耳郭上 1/3 收缩卷曲畸形，上半部宽度明显小于正常，呈上窄下宽，形态极不协调。

隐耳畸形的发病原因尚未完全清楚，目前被广泛认可的观点是耳肌发育异常，即孕早期胎儿耳郭发育过程中肌肉纤维条索的异常牵拉导致软骨发育畸形。此病最常见于亚洲人，大部分为散发病例，基因检测也无法筛查出，一般不会遗传。

▶ 坦然面对，远离容貌焦虑

隐耳畸形通常不会影响身体健康，不过会影响患儿戴口罩、眼镜等，且对其心理影响较大。患儿易被其他同龄儿童嘲笑，产生容貌焦虑和自卑心理，造成攻击性性格等。家长应给予关心和心理疏导，使其正确认识并接纳自己的"特点"。

在患儿出生后几个月内，家长往往不能接受这一现象，过分自责，不愿让他人看到，这种心理不利于孩子健康成长。家长越早坦然面对，远离负面情绪，孩子在成长过程中对畸形的认知越积极，性格更阳光。刻意遮掩畸形只会让孩子心理负担更重。

▶ 不要错过早期非手术治疗

孩子出生后发现隐耳畸形，及早应用耳郭矫形器治疗，可使耳郭宽度恢复正常、形状得到永久性改善。这是因为在妊娠期间，母亲和胎儿的血浆雌激素浓度增加 100 倍；在出生后的 6 周内，婴儿体内雌激素水平仍较高，骨软骨内透明质酸含量高，软骨柔韧性好，可塑性强，非手术矫形成功率高；随着雌激素水平降低，软骨发育成熟，硬度增加，可塑性变小，矫形成功率下降。

如果在患儿出生后 1 个月内应用矫形器治疗，可使其耳郭恢复正常形态；在临床上，有轻度隐耳畸形大龄儿童使用矫形器治疗成功的案例；如果软骨卷曲收缩导致耳郭宽度不足，半岁以上患儿使用矫形器很难矫正，须 6 岁后手术治疗。因此，不要错过出生 1 个月内的"黄金矫形期"。错过最佳矫形期的患儿，如有意愿也可尝试矫形

器治疗，有望使隐藏于头皮下的上极耳郭露出。即使非手术矫形治疗未能完全矫正耳
郭形态，也能降低后续手术治疗难度和并发症发生率。

▶ 矫形期间，要保护皮肤

在应用矫形器治疗的过程中，常会出现耳郭皮肤压疮、表皮脱落等问题。患儿
在出生3周内应用矫形器治疗，出现这些并发症的概率较低；随着年龄增长，软骨硬
度增加，尤其是患儿出生4周后再应用矫形器治疗，皮肤发红、局部破溃等并发症的
发生率会增加。家长要密切关注患儿的耳郭皮肤状态，及早发现异常；如果出现并
发症，应暂停或调整矫形器治疗，通常3～5天后皮肤伤口能自愈。此外，在矫形器
应用期间，要避免耳郭局部压力过大，以免皮肤破溃感染，以及对粘胶过敏而形成
皮疹。

▶ 手术治疗两大目标

经非手术治疗无改善的患儿，通常可在6岁后进行手术治疗。6岁时，儿童耳郭
发育接近成人的90%，软骨硬度明显增加。隐耳畸形的矫正方案需根据病情严重程
度，从皮肤短缺和软骨畸形两大方面考虑，再结合家长和患儿的意愿进行选择。通过
解决皮肤短缺和软骨畸形问题，使耳郭形态恢复正常，便于患儿佩戴口罩和眼镜，实
现耳郭功能和外形的改善。

手术治疗的第一个目标是将隐藏于头皮下的耳郭显露，在无外力牵拉的情况下耳
郭也不再回缩到头皮下；第二个目标是增加耳郭宽度，矫正软骨畸形，使耳郭上下宽
度比例协调，双侧对称。

1. 补充皮肤缺损

要实现第一个目标，需要补充耳郭背面短缺的皮肤甚至皮下组织。医生通常会根
据耳郭皮肤缺损大小选择植皮或皮瓣来补充缺损区域。

选择皮瓣时，应避免破坏发际线连续性，以免头皮内遗留瘢痕及皮瓣上毛发移位
至耳郭。如果仍有毛发移位至耳郭，可通过激光去除毛发，通常需要6～8次脱毛。

缺损较多时，局部皮瓣无法完全覆盖，需要植皮。植皮缺点是与周围皮肤存在一定色差，质地也比皮瓣差。为避免或减少植皮，家长或患儿可在术前经常牵拉耳郭，使皮肤松弛，从而增加皮肤量。

2. 矫正软骨畸形

隐耳畸形较轻者，通常耳郭上部宽度接近正常，软骨畸形较轻，补充皮肤后即可获得满意的耳郭形态。伴软骨发育畸形的患儿，只补充皮肤无法实现正常耳郭形态，需要矫正畸形的软骨。软骨畸形矫正手术主要通过松解耳郭软骨周围走行异常的肌肉，剪断粘连的条索，从而解除限制软骨舒展的力量。此时，耳郭可基本伸展开，其宽度得到很大程度的改善。

对于软骨畸形严重者而言，单纯松解手术不能彻底改变软骨卷曲的力学方向，耳郭缩窄状态难以改善，软骨畸形容易复发。此时，可将卷曲的软骨翻转，改变软骨力学方向，使其展平，从而增加耳郭宽度，实现正常美学形态。对于无法通过软骨翻转矫正者，可将畸形的外周软骨放射状切开，使耳轮软骨呈栅栏状展开，展现出一个个的指状突起样软骨条，最后取一条耳甲腔软骨支撑固定。

总之，这些针对不同病情的手术矫正方案，可一一解决隐耳畸形的各种问题。

（李大涛　张如鸿）

"老虎"的耳朵去哪儿了

"两只老虎，两只老虎，跑得快，跑得快；一只没有耳朵，一只没有尾巴，真奇怪、真奇怪。"这是一首大家耳熟能详的儿歌，因其节奏欢快、歌词简单广为流传。然而，这首儿歌却让一位爸爸整整郁闷了6年多，这又是为什么呢？

这是一个初夏的上午，整复外科门诊人来人往。一位爸爸带着一个小男孩来到了耳畸形修复专家的诊室。男孩长得虎头虎脑，有圆圆的脑袋和明亮的眼睛，只是头发显得有点长，像是好久没理发了。"教授您好，我是孩子爸爸，今天来找您看一下孩子的耳朵问题。"一落座，孩子爸爸就急切地表明来意，小男孩也乖巧地转过头，把右边的头发往后捋了一下，在本该长着耳朵的位置只有一段小肉条，一点都看不到耳朵的样子，而且也没有耳道。孩子爸爸接着说道："我这孩子长得挺可爱的，大家都喜欢叫他小老虎，可惜，是少了一只耳朵的小老虎，唉。"听了爸爸的话，小男孩也跟着低下了头。这样的案例，每次专家门诊都会遇到好多个，为了解答这位爸爸的困惑，教授耐心地进行了面诊。

▶ 什么是先天性小耳畸形

经过全面的面诊和体检，教授诊断"小老虎"是先天性小耳畸形。这是一类以耳郭外形结构发育严重不良为主要表现的面部五官畸形，常常伴有外耳道的闭锁，患侧听力受损。之所以称为"先天性"，顾名思义就是这种畸形在孩子出生时就能看到。另外，小耳畸形这个名字中的"小"，可不是我们通常认为的耳朵有大有小，而是说整个耳郭只长了一小部分出来，大部分的结构都消失了。最多见的就是长了一个小肉条；其次有一些孩子会有一个小小的下半部分，能放进去一个手指头；还有的几乎啥

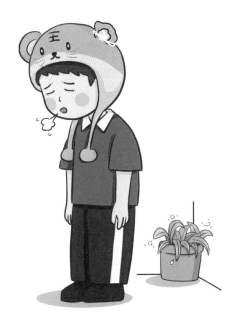

都没长。根据科学研究，耳朵的发育和面部骨骼神经的发育息息相关，所以有一部分孩子会有不同程度的大小脸，甚至还伴有高低眉，哭闹时口角歪斜等情况。

经过教授的详细检查，"小老虎"还是比较幸运的，只是单纯的小耳畸形，两边脸的大小也没有明显的不对称。针对孩子耳郭畸形的一边没有外耳道、听力下降的问题，专家明确指出，根据目前的医疗技术水平，不建议采用手术方法打开耳道，可以选择佩戴无创的外置式助听器来帮助孩子提高听力。

做完检查，爸爸明显放松了不少，打开了话匣子："教授您有所不知，我想给孩子买儿歌听，结果发现那些唱片里都有《两只老虎》这首歌，您看看这歌词，我都郁闷坏了。"爸爸的话让大家又好笑又心酸，真是一位用心良苦的父亲啊。

▶ 小耳畸形是什么原因造成的

"教授，我孩子这个耳朵是什么原因造成的呀？我们夫妻俩家族里都没有这个情况呢。妈妈怀孕的时候吃穿用也都是很注意的。"孩子爸爸又提出了第二个问题。遗憾的是，目前科学家并未找到造成这种畸形的确切原因，只是发现在孕早期有先兆流产情况的产妇中孩子小耳畸形的比例要高一些。另外，多产次、吸烟等生活习惯也有一定的影响。在动物实验中科学家发现，维A酸能导致小耳畸形的发生。当然，偶尔也会有遗传情况，但是概率很小。"所以你们不用纠结原因，这真的就是偶然现象，可以说是上帝开了个玩笑。"教授耐心解释。

"唉，"爸爸叹了口气说："没想到是这样。我们怕孩子被别人指指点点，平时都给他留长一点的头发，这男孩子再长大了就不太好了。""其实你们也不用太难过，"

教授接着说道,"先天性小耳畸形是有一些特点的,有这种情况的男生比女生要多一倍,右边耳朵比左边多一倍。另外,我国是全世界这一疾病的高发地区。"听了这些话,这位爸爸若有所思点了点头。

▶ 先天性小耳畸形怎么治疗

"教授,我们什么时候可以手术啊?"爸爸一脸关切地问道。小耳畸形的修复手术称为"全耳再造术",这类手术在畸形修复中难度属于较高级别。就目前的医疗技术而言,再造一个耳朵需要分2次手术才能完成。

第一次手术时,医生会从胸部取三段肋软骨,然后按照另一边健康耳朵的外形把软骨雕刻拼接起来,形成一个三维立体结构的肋软骨支架。然后把这个支架放到原本应该长出耳朵的皮肤下面,通过负压吸引,让皮肤和新放进去的肋软骨紧紧贴在一起。此次手术会再造耳郭前面的结构。

大约过半年,医生会进行第二次手术,让耳朵向前立起来,这样就可以从正面看到两边的耳朵了。这次手术需要从头皮上"借一块皮肤",用来修补耳朵背面。"不过,全耳再造手术的方式不是只有这一种。也有医生会采用在耳朵区域皮肤下放水囊扩张皮肤的方式来治疗。不同方法各有优缺点。"教授诚恳地说道。听完这些话,孩子爸爸又问道:"那我家孩子现在能做了吗?"只见教授拿出一卷软尺,在孩子的胸部靠下的位置测量了一下胸围,略显遗憾地说:"做这个全耳再造手术需要胸围发育到60厘米,否则骨头不够用,做出来的耳朵会很小的。"根据儿童生长发育规律,教授建议孩子平时多做扩胸运动或者通过游泳等运动增加肺活量促进肋软骨发育。

▶ 关于术后康复

"爸爸,我很想有个耳朵,但是我好怕痛,怎么办啊?"听完了治疗方案,可爱的"小老虎"怯生生地说出了他最关心的问题。教授慈爱地摸了摸他的小脑袋,告诉他:手术的时候你是睡着的,完全不会感觉到疼痛;做完手术以后会有爸爸妈妈和护士姐姐们帮助你减轻疼痛。孩子乖巧地点点头。

同时教授也告诉孩子爸爸一些术后的注意事项。

第一次手术后，胸部取肋软骨的地方会包上有一定压力的弹力带以减少术后疼痛；建议早期下床适当活动以利于康复。手术后至少需要在医院住院观察3天，情况稳定了会在第3天拔除引流管；第7～10天拆除缝线。由于取了一小段肋软骨，第一次手术后1个月内避免剧烈运动，之后可逐渐加量恢复，同时应保护人造耳，避免外力碰撞，睡觉时需仰卧或者取健侧卧位并使用松软的枕头以减少压迫。气温低时应注意保暖，烈日下注意防晒，局部皮肤发现红肿或支架外露需及时就诊。

3～6个月后可以进行第二次手术。二期术后更应积极定期随访治疗，佩戴定制耳后支架有助于维持颅耳角的稳定，防止植皮处瘢痕增生。

教授还特别强调了手术后如清洗再造的耳朵，要像对待新生的婴儿一样，每天都要用温水和沐浴露清洗"新生"的耳朵。

经过半个多小时详细的面诊，"小老虎"和他爸爸满意地走出了诊室。离开前，爸爸对孩子说：你的耳朵只是暂时被上帝借走了，等你再长大一些，医生伯伯会帮你把它找回来的，到时候你就不再是只有一只耳朵的"小老虎"了。

（许　枫　张如鸿）

先天性小耳畸形的
诊疗误区

耳朵是我们感知外界声音的重要器官，但并不是每个人都很幸运能拥有正常的耳朵。先天性小耳畸形是常见的先天性面部畸形之一，我国的平均发病率达 14/10 万，仅次于唇腭裂。

先天性小耳畸形不仅会造成功能上的缺陷，而且对患者的容貌外观和心理发育影响极大，需要适时进行手术修复。

这里详细阐述先天性小耳畸形常见的诊疗误区，为正确认识和治疗先天性小耳畸形提供有益的建议和指导。

▶ 误区一　出生时耳郭形态异常的，都是先天性小耳畸形

解读：先天性小耳畸形是先天性耳郭发育异常中最严重的一种类型。

正常耳郭由软骨和皮肤组成，结构齐全、形状规整。按照是否伴有软骨发育不全及其程度，可将先天性耳郭畸形分为形态畸形和结构畸形。

分类	常见畸形分型	特　点
形态畸形	• 招风耳：颅耳角过大 • 轻度杯状耳：耳郭上部结构卷曲下垂 • 隐耳：耳郭上部结构埋于颞部皮下 • Stahl 耳：有额外的第三对耳轮结构 • 附耳：耳屏周围有多余的皮赘	畸形症状较轻，外耳皮肤和软骨组织没有明显缺失
结构畸形	• 中重度杯状耳：耳郭上部结构卷曲收缩严重 • 小耳畸形：外耳结构大部分缺失	畸形症状较重，外耳皮肤和软骨组织有明显缺失

其中，先天性小耳畸形是一种耳郭结构畸形，又称小耳畸形综合征，源于胚胎发育早期各种因素导致耳郭发育异常，常伴有半面短小、外耳道闭锁、中耳结构发育不全和听力减弱等症状。

根据畸形的严重程度及形态外观，先天性小耳畸形可分为耳甲腔型、腊肠型、耳垂型和无耳型。

根据畸形的位置，先天性小耳畸形可分为单纯性和非单纯性。单纯性小耳畸形仅表现为不同程度的耳郭结构异常。非单纯性小耳畸形同时伴有身体其他部位器官的发育障碍，可能是某个综合征临床表现的一部分，常常存在染色体异常。

▶ 误区二　先天性小耳畸形越早治疗越好

解读：先天性小耳畸形患者的手术治疗，最低要求为年龄 6 周岁，并且剑突水平胸围达到 60 cm。

先天性小耳畸形通常需要利用自体肋软骨、分多次手术完成全耳再造手术。

正常儿童 6 岁以后耳郭发育程度可达成人的 95% 以上，且此时自体肋软骨发育能够满足雕刻耳软骨支架所用。除了年龄因素外，剑突水平胸围至少要达到 60 cm 才能满足手术需要。

由于个体耳郭大小和胸廓发育差异，考虑到对儿童身心健康的影响，6～14 岁青春期发育前是比较合适的手术年龄。

对于仅有形态性异常、没有明显结构性缺失的外耳畸形新生儿，可通过早期佩戴无创矫形器治疗，使耳郭恢复正常外观。新生儿出生后 1 周内越早矫正效果越好，此时体内含有的母体雌激素浓度达到峰值，耳软骨中透明质酸的含量高，软骨可塑性和延展性强，治疗成功率高。

▶ 误区三　先天性小耳畸形都要打耳洞（即外耳道），以提高听力

解读：具体情况具体分析。

人可以通过 2 种途径感受声音：一是气传导，声波经外耳、中耳到达内耳；二是

骨传导，声音通过振动颅骨传入内耳。

大多数小耳畸形为单侧畸形，部分外耳道闭锁或狭窄，另一侧听力正常。虽然患侧听力部分受损，对声音方向的辨识度下降，但是骨传导的听力仍然存在，总体可达到正常听力的 70%，不影响学习和生活。

对于单侧小耳畸形的患者，不主张做外耳道成形术（即使手术重建外耳道），除了容易造成面神经损伤等并发症外，对听力的提高并不明显，意义不大。

对于双侧小耳畸形患者，建议早期佩戴骨导助听器，有利于提高语言听说和声源定位能力。根据外耳道狭窄或闭锁的严重程度，决定是否需要行外耳道成形术。

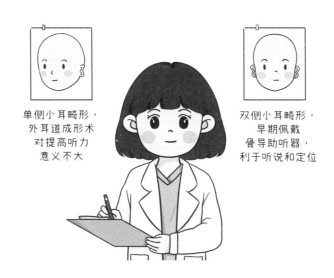

单侧小耳畸形，外耳道成形术对提高听力意义不大

双侧小耳畸形，早期佩戴骨导助听器，利于听说和定位

对于颞骨发育欠佳、外耳道手术对听力改善不明显的患者，5 岁后可考虑人工中耳植入或骨导助听器植入。

▶ 误区四 取自体肋软骨行耳再造手术创伤大，影响儿童发育
解读：手术有一定的创伤，但不会影响儿童正常发育。

全耳再造手术需要在狭小的区域内，在不同层面上雕刻呈现出耳郭的十余个亚单位结构，同时又需要足够薄而均匀的皮肤覆盖显现这些结构，是一项极具挑战性

的手术。

经过半个多世纪的实践，应用自体肋软骨雕刻的耳软骨支架具有生物相容性良好、术后并发症发生率低的优点，是国内外公认的全耳再造首选方案。

切取自体肋软骨有风险，可能会造成胸廓畸形。就诊一定要选择有经验的正规治疗中心，医生会根据患者的情况制定个性化手术方案，在不影响手术效果的前提下，适量切取肋软骨，最大限度保留肋软骨膜，同时将残余软骨回植体内，促进组织再生，可以有效避免胸廓畸形的发生。

▶ **误区五　为了减少手术痛苦，全耳再造手术最好一次成功**
解读：分期完成全耳再造术，可提高手术成功率。

耳郭由皮肤包裹软骨而形成，包括 10 余个结构精细的亚单位结构，是人体最复杂的体表器官之一。

采用局部皮肤覆盖自体肋软骨雕刻而成的耳软骨支架，需要承担一定的压力。一旦皮肤发生坏死破溃，继发软骨外露而不能及时处理的话，会导致手术失败。软骨是不可再生的，要确保手术成功，分期手术是稳妥的选择。

▶ **误区六　手术成功出院后，没什么异常就不必再回医院复查**
解读：患者家属应积极配合术后护理和定期随访。

采用自体肋软骨全耳再造术属于外科最高等级的手术，除了对医生的资质有极高要求外，患者出院后的护理和定期随访也是手术成功的重要一环。

术后定期随访，有利于医生观察患者的恢复情况，及时发现并处理问题。

2 次手术间隔 3～6 个月，二期术后更应积极回医院随访，佩戴定制耳后支架，有助于维持颅耳角的稳定，防止植皮处瘢痕增生。

此外，术后注意短期内禁止剧烈运动，注意保护患耳，避免外力碰撞或人为压迫，睡觉时需仰卧或者取健侧卧位。气温低时，应注意保暖，发生耳支架外露需及时就诊。

先天性小耳畸形的诊疗需要患者、家属和医生的互相配合，纠正认知误区，最大限度地改善和矫正小耳畸形，使患者实现拥有健康耳朵的希望，更好地融入正常学习和工作中。

（许志成　张如鸿）

先天性外耳畸形的治疗策略

先天性外耳畸形是一类出生即发现外耳形态结构异常的先天性疾病。因外耳凸显于体表，极易引起关注，会对家长和患儿造成极大心理压力，因此针对不同外耳畸形确定合适的治疗方法尤其重要。下面介绍先天性外耳畸形的分类、临床表现、治疗策略和术后康复治疗等内容，为正确认识和治疗先天性外耳畸形提供了有益建议和指导。

▶ 先天性耳畸形的分类

先天性耳畸形通常可分为形态性异常和结构性异常。形态性异常是指外耳皮肤和软骨组织没有明显缺失，通常不需要自体肋软骨替代的一类症状较轻的畸形表现，常见的主要包括招风耳（颅耳角度过大），轻度杯状耳（耳上部结构卷曲下垂，复位后接近正常），隐耳（耳上部结构埋于颞部，牵拉可复原），Stahl 耳（有额外的第三对耳轮结构），附耳（耳屏周围有多余的皮赘）等。结构性异常是指外耳皮肤和软骨组织有明显缺失，通常需要自体耳甲腔软骨或肋软骨替代的一类症状较重的畸形表现，由于皮肤组织缺失，有时需要分次手术完成。主要包括中、重度杯状耳（耳上部结构卷曲收缩严重，复位后和正常差异较大），小耳畸形（外耳结构大部分缺失）。

▶ 形态性异常的耳畸形治疗策略

对患有形态性异常并且没有明显结构性缺失的外耳畸形的新生儿，由于其出生后6周内体内残留较高浓度母体雌激素，耳软骨中透明质酸的含量较高，软骨可塑性和延展性强，可以尝试早期佩戴无创矫形器治疗。通常在出生后 1 周内开始治疗最佳，因为此时体内雌激素达到峰值，耳软骨越柔软，治疗成功率也就越高。

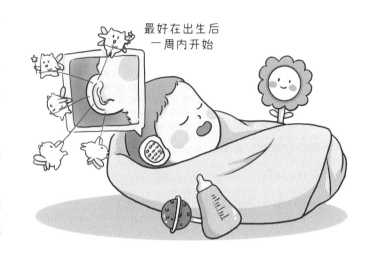

最好在出生后一周内开始

佩戴矫形器前的准备过程包括剃去患儿耳周毛发，清理皮肤油脂，以利于矫形器稳固不致松脱，同时根据测量患耳大小选择合适规格的矫形器。针对外耳上半部分的畸形矫正，使用时先固定底座于耳周，再将牵引器放置在耳轮处，牵拉耳轮使其塑形。耳甲矫正器则对抗耳郭上部的牵引力使耳甲、耳垂形态保持正常。然后盖上外盖保持塑形，必要时可使用弹力头套或胶布进行外固定。由于患儿佩戴的特殊性，需定期随访，以观察矫正效果，并进行适当调整以达到最佳矫正效果，同时注意是否有皮肤过敏等不适症状发生，减少并发症出现。

对于矫形器治疗不佳或有明显并发症（如皮损，湿疹等不良反应）的患儿，也可以在 6 岁以后，待外耳软骨基本发育完全后行手术矫正治疗，通常在局部麻醉或全身麻醉条件下，采取耳后切口，结合软骨折叠、翻转或转移等技术，必要时进行局部皮瓣转位覆盖创面达到矫正外形的目的。

▶ 结构性异常的耳畸形治疗策略

对于中重度杯状耳畸形，矫形器治疗只能使部分卷曲的耳郭复位，由于存在明显的皮肤和软骨组织的缺失，通常需要在 6 岁以后行整复手术矫正，根据严重程度，需要取自体耳甲腔软骨或自体肋软骨补充软骨缺损附加局部皮瓣转移修复。对于先天性小耳畸形，也是缺损组织最多，畸形最为严重的一种类型，需要取自体肋软骨进行全耳再造手术。

对于患侧外耳和健侧长度差异小于 2 cm 且没有明显皮肤缺损的中度杯状耳畸形，可采用切取患侧耳甲腔软骨补充发育不良的外耳上 1/3 结构缺陷，通常采用较为隐蔽的耳后切口结合局部皮瓣转移覆盖残余创面达到矫正目的。

而对于重度杯状耳畸形和先天性小耳畸形，因为患侧和健侧大小差异明显而且皮肤也有明显缺损，因此需要住院在全身麻醉情况下采取二期法自体肋软骨耳再造的手术方式进行修复。由于受到自体肋软骨发育情况的限制，一般建议患儿至少 6 周岁，而且剑突下胸围达到 60 cm 以上的情况下方可进行。

大多数小耳畸形患者为单侧发病，另一侧听力正常，患侧虽然听力部分受损，但骨传导依然可以产生部分听力，所以除了对声音方向辨识度下降，总体依然可达到正常听力 70%，并不影响学习和生活。我们认为对于单侧小耳畸形伴外耳道狭窄或闭锁的患者，可不做外耳道成形术，因为根据文献报道和资料统计，这部分患者重建外耳道后并不能显著提高听力，并且容易产生面神经损伤、外耳道再次闭锁等并发症。但对于伴有外耳道狭窄或闭锁的双侧小耳畸形患者，考虑到听说语言功能和声源定位的因素，建议早期佩戴骨导助听器，外耳道狭窄的患儿可在 6 岁后行外耳道成形术以改善听力，而对于外耳道闭锁的患儿，则建议在青春期后，根据中耳乳突区 CT 检查结果判断是否可行外耳道再造术。对于颞骨发育欠佳，外耳道手术可能对听力改善不明显的患儿则建议佩戴骨导式助听器，5 岁后可考虑人工中耳植入或骨导助听器植入。

▶ 术后康复治疗

程度较轻的外耳畸形矫正手术通常可在门诊局麻下完成，术后隔日可去除包扎敷料，观察耳部皮瓣血供情况，如有异常需及时调整改善皮瓣血运。术后 7～10 天拆线，隔日即可淋浴头部清洗外耳，一般采取健侧卧位并使用松软的枕头以减少压迫，运动时注意保护患耳，避免撞击，术后需定期随访。

住院全麻行耳再造手术患者，需留院 1～2 周。一期再造术后胸部腹带适当加压减少术后疼痛，建议早期下床适当活动以利于康复。3 天后拔除引流管，7～10 天拆除缝线。1 个月内避免剧烈运动，之后可逐渐加量恢复。同时，应保护耳造耳，避免外力碰撞，睡觉时需仰卧或者取健侧卧位并使用松软的枕头以减少压迫。气温低时应注意保暖，烈日下注意防晒，局部皮肤发现红肿或支架外露需及时就诊。2 次手术间隔 3～6 个月，二期术后更应积极定期随访治疗，佩戴定制耳后支架有助于维持颅耳角的稳定，防止植皮处瘢痕增生。

先天性外耳畸形是颅面部较常见的畸形之一，需要家属和专业的手术医生积极配合，把握最佳的治疗时间，选择最适合的治疗策略。同时，应予以必要的心理疏导，术后护理和积极随访治疗等，以达到最大程度改善和矫正外耳畸形的目的，使患者可以更好地融入学习和工作。

（许志成　张如鸿）

让人烦恼的"精灵耳"

近年来,"精灵耳"一词非常热门,是某些所谓的医美专家,为了迎合一些特殊的审美,通过不安全的注射,人为地扩大耳郭与头颅之间的夹角,从而达到显脸小的假象。事实上,在医学整形修复领域,耳郭与头颅之间的夹角超过一定的范围却是一种畸形的表现,这种畸形就是我们常说的"招风耳"。

招风耳,医学上又被称为外耳横突畸形,是一种常见的耳部形态异常。这种特征使耳朵从正面看起来比正常的更加突出,轮廓立体感不强,甚至给人一种"招风"的印象;从背面看会发现耳朵与头颅之间的夹角非常大,甚至有的人能达到近乎90°垂直的夹角。虽然招风耳并不影响听力,但它却可能给患者带来不少心理困扰。下面将从招风耳的成因、给人带来的烦恼、治疗方案以及手术后的护理等方面,为您全面解读招风耳的相关知识。

▶ 招风耳的成因

招风耳的成因复杂多样,主要包括遗传因素和环境因素两方面。

(1)**遗传因素**:招风耳具有明显的家族遗传性。如果家族中有招风耳患者,那么后代出现招风耳的概率会显著增加。遗传因素在招风耳的形成中占据主导地位。

(2)**环境因素**:胎儿在母体内发育过程中,如果受到外部压力的挤压或胎位异常等因素的影响,也可能导致耳郭软骨发育异常,从而导致招风耳外观。

▶ 招风耳给人带来的烦恼

虽然招风耳并不直接影响身体健康,但它却常常给患者带来诸多心理困扰。

(1)**自卑感**:招风耳的特殊外观可能让患者感到自卑,不愿意在人前展示自己

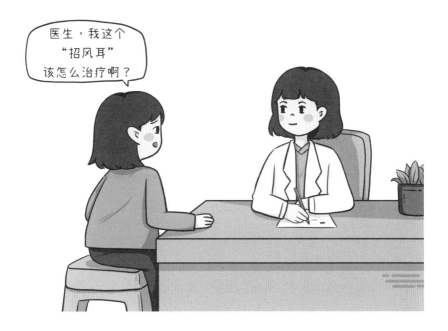

的耳朵，影响社交活动。

（2）**心理压力**：在学校或工作场所，招风耳患者可能遭受同龄人或同事的嘲笑和议论，进一步加重其心理负担。

（3）**影响美观**：对于注重外貌的人来说，招风耳可能破坏整体的面部轮廓美感，影响个人形象。

以上这些情况往往给患儿带来极大的心理压力，笔者就曾经遇到一位 25 岁的女孩，5 岁时因为招风耳受到嘲笑，20 年来一直是长发飘飘，不是为了好看，而是为了遮住自己的耳朵，甚至热得脖子后面长了痱子都不愿意把头发扎起来。

▶ 招风耳的治疗方案

针对招风耳的治疗，主要有非手术方法和手术方法 2 种。

1. 非手术方法

非手术方法主要包括耳郭矫正器、按摩等。这些方法适用于婴幼儿时期，通过早期干预和调整耳郭软骨的形态来改善招风耳。然而，对于多数患者来说，非手术方法的效果往往有限。根据观察，矫正器的长期有效性不高，而且一般出生 3 个月后矫正器几乎无效。

2. 手术方法

手术是治疗招风耳的主要手段。需要注意的是，人类的耳郭在 6 周岁前一直处于发育阶段，手术过早会影响软骨发育导致耳郭停止生长。6 周岁以后可以通过手术调整耳郭软骨的位置和形态，使耳朵恢复到更加自然和美观的外观。医生一般建议 6～12 岁的孩子采用全麻手术，12 岁以上如果心智发育比较稳定则可以考虑局麻手术。目前临床上招风耳的手术方式虽有不同，但是基本原则都一样，这些手术方法也各有优缺点，医生会根据患者的具体情况选择合适的手术方式。

▶ 招风耳手术后的护理

招风耳手术后的护理对于手术效果的恢复至关重要。以下是术后护理的几点建议。

（1）**保持伤口清洁**：术后应保持伤口干燥、清洁，避免感染。按照医生的指示定期消毒伤口，并更换纱布。

（2）**避免不必要的压迫和碰撞**：术后一段时间（一般是 3～6 个月）内应避免压到或者碰撞到患耳，以免对耳部造成压力或碰撞影响恢复。尤其是不能把耳朵往前推或者压，会导致畸形复发。

（3）**定期复诊**：术后应按照医生的安排定期复诊，以便医生及时了解患者的恢复情况并做出相应处理。

（4）**注意饮食**：术后饮食应以清淡为主，避免辛辣、刺激性食物和海鲜等易过敏食物。同时要保持营养均衡，多吃富含蛋白质和维生素的食物有助于促进伤口愈合。

（5）**佩戴保护装置**：在恢复期间，特别是运动或者睡觉时患者可以戴一个压力适当的发带来防止耳部受到意外碰撞或挤压。

招风耳虽然不会对身体健康造成严重影响，但它给患者带来的心理困扰却不容忽视。通过科学的治疗和精心的护理，可以帮助患者恢复自信、改善外貌。如果您或您的家人正遭受招风耳的困扰，建议及时咨询专业医生并接受规范的治疗。

（许　枫　张如鸿）

了解收缩耳畸形，
不再长发半遮面

在童话故事里，长着驴耳朵的国王非常在意这对特殊耳朵，怕被嘲笑，于是他每天都戴着大大的帽子来遮盖。国王的理发师发现了国王的驴耳朵后，被严令禁止将这个秘密说出去，否则就会有生命危险。耳朵作为人体的重要感觉器官，不仅负责接收声音，还对我们的外观形象起着不可忽视的作用。然而，部分父母在孩子出生后便开始为其面临的耳部畸形的问题忧心，其中较为常见的畸形是收缩耳（亦称"杯状耳"）。和国王一样，不少家长和孩子本人对自己与众不同的耳朵尤其在意，即便耳聪目明，听力如正常人一般灵敏，外观的问题依然给孩子的日常生活和人际交流带来巨大困扰。

在求医人群中，不乏因收缩耳畸形求助耳畸形修复专家的患儿和家长，孩子们通常机灵可爱，但无不是留着遮耳长发甚至戴着帽子。家长们坐下后的第一句话，往往是"我家孩子很聪明的，就是这耳朵平时不敢露出来，也怕学校里同学笑话"。面对这些家长及孩子的困惑，专家耐心进行面诊，详细解读这种畸形的特点、诊断方法、治疗方案及术后护理知识，帮助大家更好地了解并应对这些问题。

▶ 什么是收缩耳（杯状耳）畸形

父母经常疑惑："我家孩子两边耳朵不一样，一边挺正常的，另一边长得小，好像没有打开一样缩在一起，从生下来之后我就帮他拉这边耳朵，也没什么变化。"收缩耳畸形属于一种常见的外耳郭畸形，它的外观特征就是耳朵上部软骨收缩，并向前下方呈卷曲状，严重的情况下耳郭上部整体下垂遮盖耳道口，整体形如"杯子"，故得名。这种畸形同样可能双侧或单侧发生，且可能伴有耳郭其他部分的畸形。收缩耳不仅影响外观美观，还可能影响耳郭的正常功能，如佩戴眼镜、口罩等日常用品时可能产生障碍。

父母的另一大疑问往往是："我们两个人耳朵都很正常，为什么孩子会出现这个情况呢？是不是在妈妈肚子里压的呢？我们以后如果想追二胎还会这样吗？"对于这方面的问题，较遗憾的是目前医学层面尚未发现外耳郭畸形确切的病因。统计发现，产妇在孕早期发生先兆流产或病毒性感染的，孩子出生伴耳郭畸形的比例更高，但未阐明两者之间是否存在因果关系。而在遗传方面，大部分外耳郭畸形是独立发生的，是偶然事件，患者存在家族史的概率很小，没有外耳郭畸形家族史患儿的父母再次诞下拥有不正常耳朵孩子的概率更是微乎其微。在此，专家呼吁家长们千万不要因为这样的担心，左右自身家庭的生育计划。

▶ 诊断方法

对于收缩耳畸形诊断，通常不需要复杂的检查手段。家长们通常在患儿出生后即

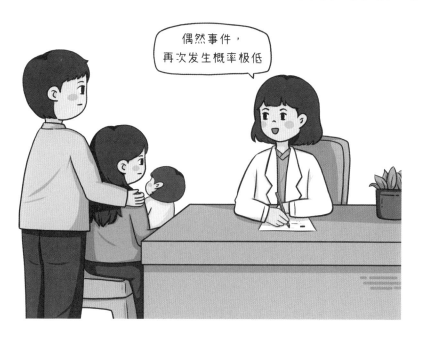

能发现这种畸形的存在。医生会通过视诊和触诊对患儿的耳部进行仔细检查，评估畸形的程度和对称性，以及患儿耳软骨的发育情况。家长需要注意的是，外耳郭畸形的判断不能单纯靠照片和描述问诊，需要带孩子本人面诊。

▶ 治疗方案

针对收缩耳畸形，目前主要通过手术治疗进行矫正。手术的目的在于重塑耳郭的正常形态，改善外观。同时，尽可能保留或恢复耳郭的功能。根据收缩耳的畸形程度不同，手术方案分为局部耳软骨调整重排的耳畸形矫正和自体肋软骨移植的全耳再造术两大类。最严重的收缩耳需要通过全耳再造术进行矫正，与小耳畸形的治疗时机和手术方案一致，在此不作赘述。以下说明均适用于轻、中度收缩耳。

1. 手术时机

一般来说，手术矫正的最佳时机是在学龄期，最早可在 6 岁以后。此时耳郭软骨已基本发育成型，手术效果较理想。但不同孩子存在个体差异，部分患儿 6 岁时耳软骨仍然较为柔软，难以维持稳定形态，易出现术后复发的情况。建议家长耐心等待至孩子 8～10 岁，耳软骨发育度更好后再接受手术，切忌心急于学龄前完成手术而因小失大。而对于成年患者而言，只要身体健康状况允许，就可以进行手术矫正。

2. 手术方法

手术重点在于延长外耳轮的长度、恢复外耳轮的正常外形，从而恢复耳郭的正常形态和功能。

▶ 术后护理

家属通常比较关心患者术后多久能恢复正常学习（或工作），专家的建议是，出院后即可正常工作、学习和运动，不必额外请假休养。但手术后仍需要正确的护理来确保手术效果、预防并发症。以下是一些术后护理的注意事项：

（1）保持清洁：术后应定期清洁患耳，避免感染，需注意避免用力搓揉或挤压耳部。尤其值得注意的是，拆线后应遵医嘱淋浴清洗，盲目"避水"反而可能增加感染风险，且不利于消肿。

（2）**保护患耳**：术后半年内患耳需要一定的保护，避免因异常受力而出现的并发症。家长需要注意的是，日常生活中患耳受到外力压迫碰撞的概率非常低，主要需避免睡眠状态下患耳朝前方折叠受压。有效的措施是使用最柔软的枕头，以及睡觉时佩戴运动发带或帽子。

（3）**定期复查**：术后半年内请遵医嘱定期复查，以便及时发现并处理可能出现的问题。任何手术都有一定的自然恢复过程，时间是最好的药，术后短期内的肿胀、瘢痕等情况为正常现象，有疑问可与医生沟通，但不必过度担心手术效果。

（4）**饮食与作息**：术后应保持均衡的饮食，避免食用辛辣及易致敏食物。同时，保证充足的睡眠和休息，有助于身体的恢复。

收缩耳畸形是较常见的外耳郭畸形类型，虽然它常对患者的外观和心理产生一定影响，但通过及时的诊断、有效的术前沟通和恰当的手术治疗，大多数患者都能获得满意的矫正效果。希望耳畸形患者及其家属能够重拾自信，摆脱半永久长发遮耳造型，迎接更加美好的生活。

（李意源　张如鸿）

"小鼻子" 背后的故事

Binder 综合征，又称"鼻-上颌骨发育异常"，是一种罕见的先天性发育缺陷。其特征为鼻部和上颌骨发育不全。该综合征于 1962 年由 Rudolph Binder 医生首次描述，因此以其名字命名。

▶ 发病原因

Binder 综合征的确切病因尚不明确，现有研究表明其可能与多种因素相关，包括遗传因素、环境因素以及胚胎发育异常等。

（1）**遗传因素**：尽管 Binder 综合征大多数病例是散发性的，但也有少数病例显示出家族遗传倾向。某些研究认为，这种综合征可能与常染色体显性遗传有关，但这种理论尚未被广泛验证。

（2）**环境因素**：在胚胎发育过程中，外界环境因素可能对 Binder 综合征的发生起到一定的作用。例如，母亲在怀孕期间接触到某些药物、化工物质或受到病毒感染等，都可能影响胎儿面部结构的正常发育。

（3）**胚胎发育异常**：Binder 综合征的核心问题是面部中线结构的发育异常，特别是鼻部和上颌骨发育不全。这可能是由于胚胎早期发育过程中，负责这些区域的胚胎细胞未能正常分化和发育所致。

▶ 临床表现

Binder 综合征的临床表现主要集中在面部，尤其是鼻部和上颌骨区域。典型症状包括以下几点。

（1）**鼻部畸形**：鼻尖和鼻翼扁平，半月形或新月形鼻孔，鼻小柱短，鼻唇角过

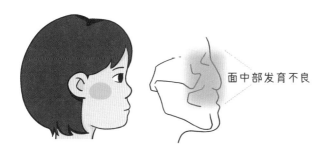

面中部发育不良

小和鼻背凹陷，鼻额角接近 180°。

（2）中面部骨体发育不足：上颌骨发育不全是 Binder 综合征的另一个主要特征，上颌骨至眶骨的骨体发育不足，梨状孔附近骨体凹陷。患者的上唇薄而短，上齿槽骨发育不良，导致上牙弓较窄，可能出现牙齿排列不齐或咬合异常。

（3）面部比例失调：由于鼻部和上颌骨发育不全，患者面部中线区域（即鼻子和颌骨）的发育较为扁平，面部整体比例失调。此外，患者可能还伴有颌骨发育不全造成错𬌗畸形，如反𬌗，视觉上中面部的扁平度加剧。

（4）其他表现：在某些病例中，Binder 综合征患者可能还伴有其他先天性畸形，如耳部畸形、脊柱畸形或手指畸形等。

▶ **诊断方法**

Binder 综合征的诊断主要依靠临床表现和影像学检查。由于其典型的面部特征，经验丰富的医生可以通过外观判断初步诊断。进一步的确诊则需要借助影像学手段，如 X 线片、CT 扫描和 MRI 等。

（1）临床检查：医生会详细检查患者的面部、鼻部和口腔，评估鼻梁、鼻尖、鼻孔、上唇和上颌骨的发育情况。此外，还会检查患者的牙齿排列和咬合情况。

（2）影像学检查：通过 X 线片、CT 扫描或 MRI，可以清晰显示患者的颅面骨骼结构，帮助医生评估鼻部和上颌骨的发育程度。影像学检查还可以排除其他可能的骨骼畸形。

（3）遗传学检查：尽管目前尚未发现与 Binder 综合征直接相关的特异性基因突变，但对于有家族史的患者，可以考虑进行遗传学咨询和检查，以评估家族成员中是否存在类似的发育异常。

▶ 治疗方案

Binder 综合征的治疗主要以外科手术为主，辅以正畸治疗和康复训练。治疗目标是改善患者的面部外观和功能，提高生活质量。外科手术是治疗 Binder 综合征的主要手段。根据患者的具体情况，手术可以包括以下几种。

（1）**鼻整形手术**：鼻整形手术旨在重塑鼻子的形态，改善鼻梁低平和鼻尖上翘的问题。常用的手术方法包括鼻骨移植、鼻中隔重建和鼻翼软骨移植等。

（2）**上颌骨手术**：上颌骨手术旨在矫正上颌骨发育不全，改善上唇短小和上齿槽骨发育不良的问题。常用的手术方法包括上颌骨截骨术和上颌骨移植术等。

（3）**其他面部整形手术**：对于面部其他部位的畸形，如下颌后缩和颌骨畸形等，可以通过相应的面部整形手术进行矫正。

（4）**其他治疗**：如针对上颌突出或牙齿不正常对齐的患者，可以考虑正畸治疗来改善牙齿位置和殆合功能。

通过多学科综合治疗整合不同医疗专家的意见和治疗方案，可以达到最佳的整体治疗效果。

▶ 局限性和并发症

虽然手术可以显著改善患者的外貌和功能，但仍存在一些局限性和潜在的并发症。

（1）**无法完全恢复正常形态**：Binder 综合征患者的面部骨骼和软组织发育异常，这些结构的先天性缺陷往往难以通过手术完全恢复到正常的解剖形态。尽管手术可以改善鼻部的外观和功能，但完全恢复到典型的面部结构通常是不可能的。患者术后可能仍然存在面部不对称或其他外观差异。

（2）**多次手术的需求**：由于 Binder 综合征的复杂性，患者可能需要多次手术才能达到理想的效果。随着患者年龄的增长和面部结构的变化，早期手术的效果可能会减弱，可能需要后续的修复手术。此外，使用的移植物材料（如肋软骨）可能在术后发生吸收或变形，进一步影响手术效果。

（3）**潜在的并发症**：整形手术本身伴随着一定的风险和潜在并发症，这在 Binder 综合征患者中尤为值得注意。常见的并发症包括以下几种。

感染：手术部位可能发生感染，尤其是在移植了软骨或骨骼材料的情况下。

移植物的吸收或排斥：移植的软骨或其他材料可能在术后被吸收或遭到排斥，导致需要再次手术修复。

瘢痕形成：手术可能导致显著的瘢痕，尤其是在多次手术的情况下。

功能障碍：手术过程中可能损伤神经或其他关键结构，导致面部的感觉或运动功能障碍。

▶ 对患者生活的影响

Binder 综合征对患者生活的影响主要体现在心理和社会层面。由于面部外观的显著差异，患者在成长过程中可能会面临同龄人的嘲笑和排挤，导致自卑和社交困难，对其心理和社交生活造成负面影响。手术可以改善外貌，但患者可能仍然面临心理和情感上的挑战。术后恢复的过程可能漫长且痛苦，术后的外貌变化可能不符合患者的期望，这也可能对患者的心理健康产生影响。

总之，Binder 综合征是一种少见但影响较大的先天性颅面畸形，对患者的生理和心理健康有显著影响。通过早期诊断、综合治疗方案和社会支持，可以帮助患者克服疾病带来的种种困难，提高其生活质量，但其局限性和潜在风险需要得到充分的认识和讨论。医生应与患者及其家属进行详细沟通，确保他们对手术预期、可能的效果以及潜在的并发症有清晰的理解，以便做出明智的治疗决策。

（陈筑昕　刘　凯）

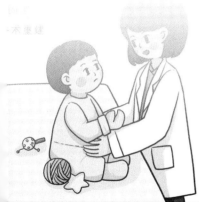

孩子的手指（足趾）
怎么比大人还粗

有的孩子刚出生，部分手指或者足趾就比正常孩子的粗大很多，而且也比正常孩子生长得更快，3 岁以前就比大人的还粗。这是什么奇怪的病呢？

原来，这是一种叫巨指（趾）畸形的病症。它是一种以手指或足趾软组织（包括皮下脂肪、神经等）和骨的过度生长而导致的肥大畸形为特征的先天性畸形。其发病率约为 1/18 000，男女间无显著差异。巨指以中指最常见，其次为示指（食指）；巨趾以累及第 2、第 3 趾多见。可单一手指或足趾发病，也可同时累及多个手指或足趾；有时可以伴发并指（趾）和斜指（趾）畸形。可作为单一疾病出现，也可与其他疾病伴发，如在部分罕见性疾病如变形综合征、KT 综合征和 CLOVE 综合征中，巨指（趾）可作为症状之一表现出来。需要强调的是，并非所有手指（足趾）的局限性肥大都称为先天性巨指（趾）畸形，其他如局部血管瘤、先天性淋巴水肿、多发性遗传畸形性软骨发育异常和马富奇综合征都可造成手指或足趾局部单一组织的增生，形成"假性巨指（趾）"。

▶ 先天性巨指（趾）畸形的病因

目前认为，*PIK3CA* 基因突变是巨指畸形的病因，其突变将引起 *PIK3CA* 功能增强，进而激活下游 AKT–mTOR 信号通路，促进细胞增殖，从而导致巨指（趾）的发生。因此，巨指（趾）畸形被归类为 *PIK3CA* 相关的过度生长疾病谱（PIK3CA-Related Overgrowth Spectrum，PROS）。

▶ 先天性巨指（趾）畸形的分类

依据病情发展速度可分为静止型和进展型。通常巨指（趾）症为进展型，呈肿瘤样增生，需及早进行手术干预。有学者提出，以巨指（趾）体积对先天性巨指（趾）畸形进行临床分型：轻型为正常指（趾）体积的 2 倍以内；中型为正常指（趾）体积的 2～5 倍；重型为正常指（趾）体积的 5 倍以上。

根据不同的临床和术中表现，Flatt 将巨指（趾）症分为 4 种类型。临床上主要为脂肪纤维瘤型（lipofibromatosis， I 型）和神经纤维瘤型（Neurofibromatosis， II 型）。前者增生组织呈脂肪瘤样改变，无明显的神经粗大；而后者主要以受累及的神经明显增粗为特征。另外还有骨肥大型（III 型）和偏身肢体肥大型（IV 型）。

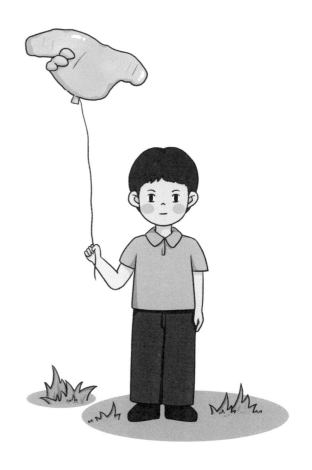

▶ 先天性巨指（趾）畸形的治疗

目前对先天性巨指（趾）畸形尚无统一的治疗指南，手术的原则是修复患指的外形与功能，对于儿童患者应尽早控制其继续生长。临床上由于巨指和巨趾的病理学特点不同，且患者对手指和脚趾的外观和功能要求不同，因此对巨指和巨趾的治疗应区别对待。巨指的治疗目的主要是修复畸形手指的外观，同时强调保留指尖感觉和掌指关节的活动。因此，治疗必须考虑多方面因素，比如，巨指的类型、进展程度和年龄等。轻型者以软组织（皮肤、脂肪、神经、血管等）切除术为主，中型者以骨组织（骨骺或骨）切除手术为主，重型者以截指为主。而巨趾的治疗目的则相对简单，主要是形成无痛的、美观的可以舒适穿鞋的脚。常用治疗方法有：软组织切除术、骨骺阻滞术、神经瘤切除术、截骨术和序列切除术等。简单介绍如下。

（1）软组织切除术：又称为减容手术，常用于脂肪增生为主的Ⅰ型巨指（趾）和作为其他类型巨指（趾）手术的有效补充。需要说明的是，单纯的软组织切除术后，仍有组织肥厚、外观难看和功能部分缺失的可能性和复发的可能性，所以经常需要多次手术进行修整。

（2）神经瘤切除术：对于Ⅱ型巨指（趾），常可见神经呈纤维瘤样增生，可将其切除后端端吻合。为了保留感觉功能，术中可切除指神经分支，保留神经干，将所有分支从神经干游离出来，与多余脂肪组织一并切除。

（3）骨骺阻滞术和截骨术：骨骺阻滞术适用于进展型巨指（趾），通过破坏或切除巨指的骨骺，以阻止骨的纵向生长。当巨指合并有斜指畸形时，可通过楔形截骨术，矫正手指的偏斜。纵向截骨可使增粗手指变细小。

（4）序列切除术：当巨指（趾）发展到十分巨大，本身已丧失功能且影响其他手指（趾）功能或行走时，可考虑行序列切除术。因其会导致不可逆转的功能丧失和严重的美观缺陷，必须经过慎重考虑和充分的医患沟通。

目前，临床上虽有较多的手术治疗方法可供选择，然而各种手术方法均有其自身的局限性，且由于该疾病本身的复杂性和不可预见性，往往需要多次手术进行矫正，并可能留有一定的术后功能受限。所以，应与患者及家属做好充分的术前沟通，并综合考虑患者的年龄、患指（趾）的受累情况、患者自身的要求等因素，制定个体化的术式。

针对 PIK3CA 的靶向药物的开发也取得了可喜的进展，目前国内已经引进正在做临床前试验，不远的将来可以造福巨指（趾）畸形的患者。

（蒋永康）

孩子手指弯不了是种病

手指灵活的屈伸及对掌功能是猿到人类飞跃性进化的产物，为人类使用工具、手指进行更精细的活动提供了基础。然而，一些孩子在出生后手指却不能弯曲。仔细观察，孩子手指上的两条横纹通常也会变浅或者消失，这"宁折不弯"的一根手指可不是传说中的"一指禅"。这是一种先天性关节粘连的疾病，当然它还有一个洋气的名字叫 symphalangism。早在 1916 年，国外一名叫库欣的医生就发现并报道了该病。

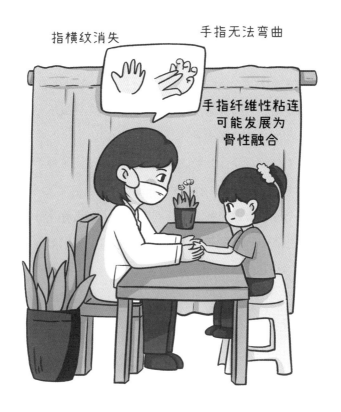

指横纹消失　　　　手指无法弯曲

手指纤维性粘连
可能发展为
骨性融合

▶ 为什么会得这种病呢

有研究发现，该病主要与 *NOG* 等基因突变或者基因片段的缺失有关。扯上基因自然会想到会不会遗传，很遗憾，这种病部分会表现为常染色体显性遗传。通俗地讲就是：如果父母中有一人患病，子女有 50% 的可能会遗传该病，而且男女机会平等。另外，因为基因突变，很多小孩还会合并有传导性耳聋、智力障碍等。

▶ 如何治疗先天性关节粘连

看到这儿是不是很多人都赶紧看看自家宝贝的手指能不能弯、指横纹有没有消失？放心，该病的发病率还是很低的，绝大多数孩子都是健康的，真不小心出现了上述的情况，也不用着急，上海交通大学附属第九人民医院整形手外科摒弃了传统的手术方法，一方面通过对手指关节粘连程度的分级，选取恰当的手术方式，另一方面对国外采用的手术方式进行了改良，让手指真正做到"能屈能伸"。当然，手术做得好才是第一步，后期对手指被动屈曲进行功能锻炼能够有效防止关节的再次粘连。

▶ 先天性关节粘连的治疗时机

那孩子应该什么时候进行手术呢？答案是发现后越早越好。因为临床经验告诉我们，该病不及时治疗是会进展的，手指的纤维性粘连会发展为骨性融合，这时候也就失去手术的机会了。比如有个病例发现关节粘连后家长未及时进行手术，2 年后发展为骨性融合，手指就再也无法弯曲了。

一些孩子手部有一些先天性的不完美就好像是天使的翅膀没有蜕尽，而爸爸妈妈也无须过度焦虑，手外科的专业整形技术会给这些天使一次新的蜕变。

（王　斌）

当手指连在一起时该怎么办

并指畸形是一种常见的先天性手部畸形，简单地说，就是相邻的手指或脚趾彼此连在一起。听起来好像神奇的"连体指"，但实际上，这种情况对孩子的生活和手部功能会带来不少影响。并指畸形的发生率约为每 2 000 个新生儿中就有 1 例，有些孩子的并指非常轻微，可能只是皮肤相连，而有些则比较严重，甚至包括骨头的融合。并指畸形分为简单并指和复杂并指，前者仅涉及皮肤和软组织，后者则还包括骨骼和关节的融合。此外，并指还可以分为完全并指和不完全并指，具体看手指连在一起的程度。早期诊断和治疗对于改善孩子的手部功能和外观非常重要。

▶ 产生并指的病因和风险因素有哪些

1. 遗传因素

遗传在并指畸形的发生中起着重要作用。有些并指畸形是常染色体显性遗传，也就是说，如果父母中有一人患有并指畸形，孩子就有 50% 的可能性遗传这种情况。此外，并指畸形还可能与某些综合征相关，例如阿佩尔综合征，这是一种会导致多种先天性畸形的遗传疾病。

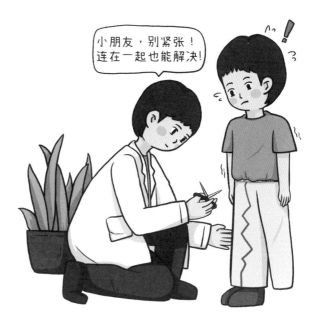

小朋友，别紧张！连在一起也能解决！

2. 环境因素

除了遗传，环境因素在孕期对胎儿手部发育的影响也不容忽视。例如，孕期感染、某些药物的使用或母体的营养不良都有可能增加并指畸形的风险。不过，目前对环境因素的具体作用机制了解还比较有限，更多的研究正在进行中。

3. 手部发育过程

正常情况下，胎儿的手指在孕早期是相连的，随着胚胎发育，手指逐渐分开。如果在这个过程中发生了基因突变或外界干扰，手指就可能无法完全分开，形成并指畸形。

▶ 症状与诊断：并指畸形的发现与评估

并指畸形最明显的特征就是手指或脚趾连在一起，这种情况可能单独发生，也可能与其他手部畸形同时出现，如多指畸形或短指畸形。通常，中指、环指和环指、小指并指最为常见。这种畸形不仅影响手的外观，还会限制手指的活动范围和精细操作能力。特别是对于需要精细操作的动作，如拿笔写字或系鞋带，孩子可能会遇到困难。在门诊前来就诊的小患者中，笔者经常可以看到出生时即被发现手指连在一起的患儿。虽然天真活泼的年龄使他们总是笑容满面，但在幼儿园里他们也常常因为无法顺利拿起画笔或者系好鞋带而感到沮丧。每当看到其他小朋友灵巧的双手时，孩子心里总会感到一丝失落。对于家长来说，发现并指畸形的第一步是仔细观察孩子的手部外观。这种畸形通常在出生时就可以被发现，如果家长发现孩子的手指连在一起，应尽早寻求医生的帮助。医生会通过体格检查来初步判断并指畸形的类型和严重程度。

在进一步的评估中，影像学检查起到了重要的作用。X线片可以帮助医生了解手指骨骼的融合情况，而MRI则能够提供更详细的软组织结构信息。通过这些检查，医生可以全面了解并指畸形的具体情况，为后续的治疗方案制定提供依据。诊断过程中，医生还会考虑并指畸形是否与其他手部畸形同时存在。这些信息对于全面评估手部功能和制订手术方案至关重要。总之，早期发现和准确诊断并指畸形，可以为孩子的手部功能恢复和生活质量的提高奠定坚实的基础。

▶ 手术干预：并指畸形的治疗与护理

治疗并指畸形的主要方法是手术，目的是分离连在一起的手指，使每根手指能够独立活动。常见的手术方法包括 Z 成形术和皮肤移植。Z 成形术可以有效避免术后瘢痕挛缩，而皮肤移植则提供足够的皮肤覆盖创面，从而保证手指的灵活性和功能恢复。通过合理地设计皮肤切口和充分动员并指区域的皮肤软组织，甚至可以实现无须植皮的并指分离术。最佳的手术时机一般建议在孩子 1 岁左右，这时手部发育较为成熟，手术风险相对较低。过早进行手术可能会影响手指的正常发育，而过晚进行手术则可能延误手指功能的恢复。因此，在合适的时间进行手术是非常重要的。除此之外，手术后的护理和康复训练对于手指功能的恢复至关重要。术后需要定期换药，以防止感染，并且要特别注意手部的清洁和保护。同时，物理治疗也是恢复过程中不可或缺的一部分。专业的物理治疗可以帮助孩子恢复手指的灵活性和力量，提高手部的功能。这一过程中，家长的支持和配合也非常重要，他们需要在家中帮助孩子进行康复训练，鼓励孩子坚持锻炼，克服困难。

▶ 与并指畸形共处：支持与技术进展

许多并指畸形患者通过手术和康复训练，成功克服了这一障碍，过上了正常的生活。笔者治疗的先天性并指畸形患儿中，有不少经过手术治疗和后期家长细心照料及认真的功能训练，不仅能正常使用双手，还能灵活地弹奏钢琴、握笔书法等，成为小小艺术家。家庭和社区的支持对并指畸形患者尤为重要。父母的关爱和鼓励，朋友的陪伴和理解，都是孩子走出困境的重要力量。通过这样的支持，孩子们能够更好地面对挑战，积极康复，最终融入正常生活。

当然，对于一些手术效果不理想或无法手术的患者，义肢和适应性设备可以提供很大的帮助。现代科技的发展，使得这些设备越来越轻便和实用，帮助患者更好地应对日常生活的挑战。例如，先进的假肢和适应性设备可以模拟手指的灵活性和力量，使患者能够更自如地进行日常活动。

▶ 未来的希望

新兴的手术技术也为并指畸形的治疗带来了新的希望。显微外科的进步使得手术可以更精确地分离并指，减少手术创伤，提高术后恢复效果。现代显微手术技术的应用，使患者能够更快地恢复手指功能，减少术后并发症。遗传学研究也在并指畸形的治疗中扮演着重要角色。基因治疗的潜力正在逐步显现，科学家们希望通过基因编辑技术，纠正导致并指畸形的基因突变，从而在根本上预防和治疗这一疾病。此外，康复创新也是并指畸形治疗的重要组成部分。人工智能和机器人技术在康复中的应用越来越广泛。例如，AI 辅助的康复设备可以根据患者的恢复情况，自动调整康复训练的强度和频率，提高康复效果。这些技术进步不仅为并指畸形患者提供了更多的治疗选择，也让他们能够更快、更有效地恢复手指功能，重获正常生活。通过科技和医学的不断进步，并指畸形患者的生活质量将会得到显著改善。

总的来说，并指畸形虽然给患者带来了不便，但随着医学技术的不断进步，治疗和康复的效果会越来越好。对于怀疑孩子患有并指畸形的家长，应尽早寻求专业的医疗建议，早诊断，早治疗。此外，科学家们正在进行的研究和潜在的未来治疗方法，也让我们对战胜并指畸形充满了希望。

（戴心怡　蒋永康）

先天性拇指发育不全的矫正

拇指发育不全是一种常见的先天性手部畸形，其表现形式多种多样，从轻微的拇指外形略小到完全缺失不等。这种畸形通常被归类为上肢桡侧发育不良。拇指发育不全并非单一的畸形，而是包括了一系列不同严重程度和形态的异常，涵盖从未完全形成的拇指到仅轻微影响外观等各种情况。

▶ 拇指发育不全患者的症状

现今最广泛使用的分类系统是 Manske 改良的 Blauth 分型，根据发育异常的具体结构和影响程度将拇指发育不全分为 5 类。Ⅰ 型畸形较为轻微，通常仅影响拇指外形，对手部功能影响较小；而 Ⅱ 型至 Ⅴ 型畸形则较为严重，涉及多个结构如肌肉、肌腱及拇腕掌关节的异常。

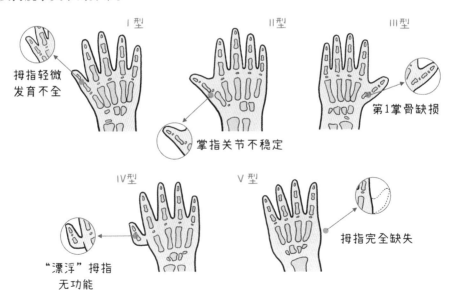

　　患有拇指发育不全的患者往往伴随全身其他部位的发育异常，有时甚至可能是某些特定综合征的一部分。因此，在治疗这类患者时，不仅要关注手部畸形的矫正，还需全面考虑可能存在的全身并发症。常见的全身并发症有心血管系统异常，建议进行超声心动图筛查；同时，对于骨骼、泌尿系统及血液系统的异常也需引起重视和及时治疗。

▶ 可供选择的治疗方案

　　改良 Blauth 分型系统有助于指导拇指发育不全的治疗方案。对于轻度的 I 型畸形，一般情况下不需要特殊治疗；而对于较重的 II 型以上畸形，则常需要考虑手术干预。手术治疗主要分为拇指重建和示指拇化两类，具体选择需综合考虑患者的年龄、畸形类型、功能需求以及患者及家属的期望等因素。

　　拇指重建手术针对 II 型和 IIIA 型的拇指发育不全通常是首选。根据畸形的严重程度和影响的结构，重建手术可以一次性完成或分阶段进行。而对于 IIIB 型和 IV 型这类严重畸形，传统的治疗方法是切除畸形的拇指后进行示指拇化手术。然而，近年来，一些医生开始尝试保留畸形拇指并进行重建手术，以期望能够获得可接受的功能。尽管如此，这种针对 IIIB 型和 IV 型的重建手术治疗方法，相较于示指拇化术，不仅对手术者的技术和经验要求更高，还需要更多的临床实践和积累以获得更佳的疗效。

▶ 进一步了解拇指重建手术

　　关于拇指重建手术的最佳时机，目前尚未达成一致的共识，但大多数医生倾向于尽早进行手术。早期手术的主要目的在于促进患儿拇指功能的尽早恢复，有助于在其掌握捏持功能之前完成示指拇化，以避免患儿在功能恢复后形成异常的手指使用模式。鉴于婴幼儿全身麻醉的风险和示指拇化手术的复杂性，一般建议在 $1 \sim 1.5$ 岁进行手术，因为在这个时期，正常拇指功能开始发育。

　　示指拇化手术是针对 IIIB 型、IV 型和 V 型这类严重拇指发育不全的首选治疗方法。示指拇化即是将示指转变为拇指。手术通过整体旋转移位示指的骨关节、内外在肌肉肌腱以及血管神经结构,将其安置于原本应有的拇指位置,以代替功能不全的拇指。对于何时进行示指拇化手术目前仍存在不同的看法和争议。一些专家主张在早期(0.5～1岁)进行手术,因为这个时期正是拇指掌捏功能发育的关键阶段,早期手术有助于最大限度地促进功能的恢复。然而,考虑到婴幼儿全身麻醉的风险以及手术的复杂性,一般在1～2岁进行手术更为合理和安全。

▶ 根据条件制订治疗方案

对于拇指发育不全畸形的治疗,不仅要考虑手部外观和功能的恢复,还需全面评估和管理可能存在的全身并发症,以达到最佳的治疗效果和生活质量改善。拇指重建和示指拇指化手术是当前主要的治疗选择,但选择何种手术方式需要根据患者的具体情况进行综合考量和决策。

对于何时进行示指拇化术目前存在不同的观点和争议。有些医生主张在早期(0.5～1岁)进行手术,其主要原因是希望在拇指的掌捏功能发育之前完成示指拇指化,避免患儿因为拇指功能缺失而形成不正常的手指使用模式,影响手术后的功能康复。然而,考虑到婴幼儿全身麻醉的风险以及示指拇指化术的复杂性,一般在1～2岁进行手术是相对理性的选择。

对于ⅢB型或Ⅳ型拇指发育不全,最常见的手术干预是示指拇指化术或第二趾到手部移植并进行趾趾—掌指关节固定。尽管功能恢复令人满意,但通过指切除获得四指手的方式并不总是被家长接受,畸形的手部可能会对自尊心的建立和社交互动造成负面影响,这是外科医生绝不能忽视的问题。针对ⅢB型和Ⅳ型拇指发育不全的多种新外科技术已经涌现,其中包括使用趾骨移植进行重建以期获得五指手并满足家长的期望。在过去的20年中,通过非血管化或血管化趾骨移植进行拇指发育不全的重建已经得到确认。

(于爱萍　蒋永康)

多了一个手指怎么办

多指畸形是比较常见的儿童手部畸形。主要分为拇指多指畸形（轴前多指）、中央型多指畸形和尺侧多指畸形（轴后多指）。这种疾病很容易被人发现，因此会影响患儿及家长的心理。同时根据不同的畸形程度，还会表现出不同程度的手部功能障碍。该疾病在国内的发病率通常在 2.5/1 000。发病病因不明，部分与遗传因素和环境因素等有关。尺侧多指多为常染色体显性遗传，该种类型在黑人中较多；中央型多指较为少见，多合并其他手部畸形；我国主要以桡侧多指为主，即拇指多指畸形。

拇指多指有多种分型，其中临床较为常用的为 Wassel 分型，将拇指多指分成 7 型。Ⅰ型：末节指骨分叉；Ⅱ型：指间关节水平分叉；Ⅲ型：近节指骨分叉；Ⅳ型：掌指关节水平分叉；Ⅴ型：掌骨发叉；Ⅵ型：腕掌关节水平分叉；Ⅶ型：其中一指为三节拇指。除此之外，还有一些特殊类型，比如桡侧漂浮型、尺侧飘浮型。

▶ 多指应该何时治疗

手术时机一直备受争论。首先来说说手的发育，刚出生时拇指大多蜷缩于手掌处，受到惊吓时伸展。根据 Erhardt 发育行为评估（EDPA），5 个月左右会逐渐出现主动抓握，9 个月左右出现对捏动作，15 个月左右会出现对指动作，3 岁左右开始建立手部精细运动功能。为了不影响手部发育以及儿童的心理健康，在麻醉允许的情况下提倡早期手术。同时，手术时机与畸形的类型和复杂程度有关，需遵循个体化原则。通常主次分明的多指建议 6～12 个月手术，对于复杂型多指宜在 1～2 岁进行手术。

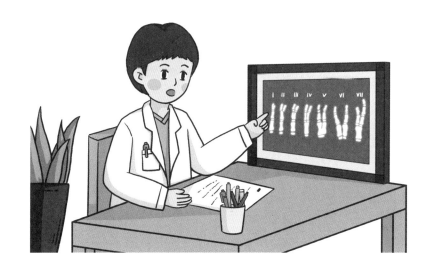

▶ **多指该怎样治疗**

很多家长都会问手术是否是局麻？如果是全麻会不会影响大脑发育？

对于婴幼儿手术需要全身麻醉者，一般认为3岁以内非长时间麻醉或者非反复麻醉对大脑的影响不大，全麻手术术中会持续监测生命体征，相对来说全麻还是安全的。

家长还会问是不是手术后就跟正常拇指一样了？其实不尽然，多指的手术看似简单，但并不是单纯切除多余的手指，而是通过手术恢复解剖结构，重建一个外观和功能接近正常的手指。理想的拇指重建手术需恢复拇指的长轴线，稳定指间关节、掌指关节，平衡肌力，同时最小化的瘢痕，尽量接近正常拇指的大小。手术方案通常根据患儿的拇指畸形分型特点，制定出个性化的治疗方案。

对于明显主次分明的拇指多指（Ⅰ～Ⅶ型），通常切除发育不良的拇指，同时根据不同的畸形程度，Ⅰ～Ⅱ型需修复指间关节囊，调整肌腱，重建甲侧壁，必要时纠正指甲形态。Ⅳ～Ⅵ型需根据情况修复掌指关节囊或者腕掌关节囊，重建大鱼际止点，如有轴线偏斜，行截骨矫形术。Ⅶ型X线片多见异常三角骨，通常保留关节活动行截骨矫形纠正轴线，修复关节囊，调整肌腱力线。

对于基本等大的拇指多指Ⅰ～Ⅱ型，通常采用拼合的方法获得更加美观的外形；

对于Ⅲ～Ⅳ型等大的多指多表现为两侧发育不良，关节发育异常，肌腱止点异常，单纯切除一侧术后较容易出现"Z"字形畸形，可通过多段截骨肌腱中央化或者再平衡等术式纠正畸形。对于这一类型的多指还可以通过拼合的方式重建拇指（BC法），该种方法可以获得一个关节稳定力线良好的拇指，但是会有不同程度的拇指指间关节活动下降。

还有一种较为特殊的多指——尺侧飘浮型多指，这类多指的特点为桡侧拇指外观功能均发育较差，尺侧外形及骨结构发育相对较好，但是尺侧拇指近端无对应掌骨，这类多指通常去除桡侧部分多指，将外形较好的尺侧拇指转移到桡侧拇指位置上，从而获得一个外观、功能相对完整的拇指。

▶ 术前需要做些什么

术前需要做血常规、凝血等检查，患儿术前不能有发热、咳嗽等症状；需要做胸部和手部X线检查；术前要做好术区清洁。同时，医生应该和患儿家属充分沟通，确定后手术方案。

▶ 术后应该如何护理，术后多久换药及拆线

术后一定要患肢抬高，可以有效地减少肿胀及出血。通常术后会有少量渗血，家长不必过度担心。1～2岁的患儿痛觉相对不敏感，术后当天哭闹大多因为术前、术后禁食造成的，通常恢复进食后会缓解；对于较大的儿童术后可以口服美林或者泰诺林缓解疼痛。术后一定要避水，如果敷料弄湿了一定要尽快更换。婴幼儿换药配合度很差，特别是术后给予石膏固定的患儿，换药后石膏容易脱落，因此敷料无明显污染可以减少换药次数，或者更换更为轻便的支架佩戴。术后2周拆线，如有截骨矫形克氏针固定，通常克氏针固定4～6周，复查X线片后拔除。

▶ 术后会留瘢痕吗

这个问题很多家长都很在意。手术部位都会留有瘢痕，通常手术都是美容缝

合，早期会有瘢痕处发红，可以配合使用抗瘢痕药物，随时间推移瘢痕会变得没那么明显。

▶ 术后需要康复锻炼吗

当然需要，通常制动一段时间后会有关节活动受限，需要家长帮助患儿被动活动，平时鼓励小朋友多用、多活动重建的拇指。对于有大鱼际止点重建的患儿，建议每晚佩戴支架3个月。弹力绷带适当加压多用于BC法术后重建的拇指。术后应定期随访，根据情况调整支架及活动时间。

▶ 手术后会不会再次出现畸形

通常情况下不会，但是对于一些复杂的多指多伴发生长板位置异常，这种情况随生长发育会出现不同程度的畸形。除此之外，部分多指因为本身关节发育欠佳，或者肌腱力量不平衡、局部瘢痕挛缩等因素再次出现侧偏畸形。必要时可能再次手术纠正继发畸形。

（杜子婧　韩　冬）

先天性分裂手
——一种独特的肢体畸形

在医学的奇妙世界里，有一种令人瞩目的先天性肢体畸形，它被称为先天性分裂手或先天性缺指畸形，还有一个形象生动的名字——"蟹钳手"或"龙虾手"畸形。这种病症让患者的手部形态变得与众不同，中央部分发育不良或缺如，形似蟹钳或龙虾的钳子，引起医务工作者广泛的关注。

▶ 什么是先天性分裂手

先天性分裂手不仅仅是指手指的简单缺失，而是手部结构在发育过程中的一种深刻异常。主要特征在于手中央部分的显著缺陷，可能导致手指中央列的骨质及相关软组织发育受阻，甚至完全缺失。这种"V"型深大裂隙将手掌一分为二，桡侧与尺侧两部分各自独立，形成了鲜明的视觉对比。

▶ 发病率与伴随症状

在全球范围内，新生儿中先天性分裂手的发病率为 0.14/10 000～0.4/10 000，而在中国，这一数字稍高，约为 1.22/10 000。值得注意的是，部分患者还可能同时出

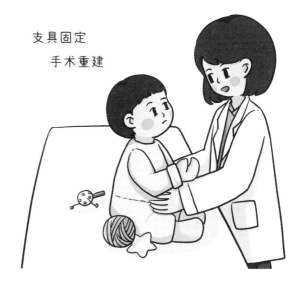

支具固定
手术重建

现分裂足畸形，形成裂手裂足畸形（Split-hand/foot malformation，SHFM），使得病情更为复杂。此外，大多数分裂手患者还伴有其他手部畸形，如并指、指间关节的屈曲挛缩或偏斜、骨性融合等，增加了治疗的难度。

▶ 病因大揭秘

先天性分裂手的病因复杂多样，主要包括遗传因素和胚胎时期的外界因素。

（1）**遗传因素**：遗传因素在分裂手畸形的发病中起着关键作用。许多患者具有家族病史，家族成员中的疾病表现度各异，但普遍存在裂手裂足畸形的特征。科学家们已发现多个与 SHFM 相关的致病基因位点，如 *TP63* 和 *WNT10B*，它们分别导致 SHFM4 和 SHFM6 2 种类型的遗传疾病。然而，由于 SHFM 的高度表型变异性和遗传异质性，许多病例的致病基因仍待进一步揭示。

（2）**外界因素**：胚胎时期的外界因素也是导致分裂手畸形的重要原因。母体在孕期接触不良环境、药物、感染等，都可能干扰胚胎的正常发育过程，导致手部结构的异常发育。因此，孕妇在孕期应特别注意避免这些不良因素，以保障胎儿的健康发育。

在了解了先天性分裂手的病因和症状后，其治疗同样是一个重要且复杂的过程。以下是对先天性分裂手治疗的一些详细介绍：

▶ 治疗原则

治疗先天性分裂手的首要原则是确保手部功能的恢复，同时尽可能改善外观。由于手部功能的完整性对患者的生活质量有着至关重要的影响，因此在制定治疗方案时，必须优先考虑功能的恢复。

▶ 治疗方法

1. 手术治疗

（1）**裂隙修复与重建**：手术治疗的核心在于裂缝的修复以及指蹼、韧带功能的重建。通过手术可以闭合手部中央的裂隙，恢复手指的正常排列和外观。

（2）**虎口开大**：对于虎口狭窄的患者，手术还包括开大虎口的步骤，以改善手指的活动范围和灵活性。

（3）**个性化设计**：具体的手术方案应根据患者的具体情况进行个性化设计，包括切除横位大的指骨、松解拇指的内收挛缩（包括并指）、矫正手指的偏斜畸形等。

（4）**麻醉方式**：对于年龄较小的患者，通常采用全麻的方式进行手术，而成年人则可能采用臂丛神经阻滞麻醉。

（5）**案例参考**：有患者在接受手术后，通过切除横位大的指骨、闭合裂隙、松解挛缩等步骤，成功改善了手部的外观和功能。手术效果良好，患者及其家属均表示满意。

2. 非手术治疗

（1）**观察与按摩**：对于症状较轻、年龄较小的患者，可以先进行观察，并配合轻柔的手法按摩和支具固定等方法进行治疗。但需要注意的是，非手术治疗的效果有限，且自行恢复的可能性较小。

（2）**支具固定**：通过佩戴特制的支具，可以在一定程度上限制手指的畸形发展，为后续的手术治疗创造更好的条件。

▶ 治疗时机

一般来说，对于先天性分裂手的患者，最佳的治疗时间是在出生后 6 个月左右。这个时期的孩子骨骼恢复期短，且尚未形成对自身缺陷的深刻认知，有利于手术的进行和术后的恢复。同时，早期治疗也可以避免畸形对患儿心理健康的影响。

▶ 注意事项

（1）**术后康复**：手术后的康复训练对于患者手部功能的恢复至关重要。患者应在医生的指导下进行系统的康复训练，包括手指的屈伸练习、力量训练等。

（2）**心理支持**：由于先天性分裂手可能会影响患者的外观和心理健康，因此家长和医生应给予患儿足够的心理支持，帮助他们建立自信，积极面对生活。

综上所述，先天性分裂手的治疗是一个复杂而系统的过程，需要综合考虑患者的具体情况和治疗需求。通过科学的手术治疗和术后的康复训练，患儿有望恢复手部功能并改善外观。同时，家长和医生的关心和支持也是患儿康复过程中不可或缺的重要因素。

对于先天性分裂手患者而言，及时诊断和治疗至关重要，以减轻疾病对生活的影响。科学家们正在不懈努力，通过深入研究揭示更多关于 SHFM 的奥秘，为这一疾病的预防和治疗提供新的思路和方法。未来，随着医学技术的不断进步，有望看到更多关于先天性分裂手的有效治疗手段问世，为患者带来福音。

总之，先天性分裂手作为一种独特的肢体畸形，虽然给患者带来了诸多不便和挑战，但只要我们深入了解其病因和发病机制，并采取科学有效的治疗措施，就一定能够战胜这一疾病，让患者重拾生活的信心和希望。

（周晟博　蒋永康）

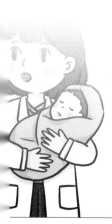

基因的恶作剧：解密 Treacher-Collins 综合征的面部谜题

在人类基因的浩瀚星空中，偶尔会发生一些小小的恶作剧，导致罕见的遗传性疾病。Treacher-Collins 综合征就是其中一种，该病不仅改变了患者的外貌，还对他们的生活产生了深远的影响。下面将带您探秘这种神秘的综合征，从基因突变到临床表现，再到治疗方法，让我们一起解密 Treacher-Collins 综合征的面部谜题。

▶ 什么是 Treacher-Collins 综合征

Treacher-Collins 综合征（TCS），又称 Treacher-Collins-Franceschetti 综合征，民间可称为鸟面综合征等，是一种罕见的遗传性疾病，主要影响头部和面部的骨骼和软组织发育。TCS 的发病率约为 1/50 000，男女发病率相近。它的特征包括眼部、颧骨、下颌和耳朵的异常发育，严重时可影响呼吸和听力。

▶ Treacher-Collins 综合征的遗传机制

TCS 主要由 *TCOF1* 基因、*POLR1C* 基因或 *POLR1D* 基因的突变引起。其中，*TCOF1* 基因突变是最常见的原因，占所有病例的 90%～95%。这些基因突变会影响核糖体蛋白的生成，进而影响细胞功能，特别是在胚胎发育期间面部骨骼和软组织的形成。

TCS 的遗传方式主要是常染色体显性遗传，这意味着只需一份突变基因即可引起疾病。如果父母一方携带突变基因，子女有至少 50% 的概率遗传该疾病。此外，TCS 也可通过新生突变发生，即父母没有突变基因，但由于精子或卵子的突变，孩子出现 TCS。

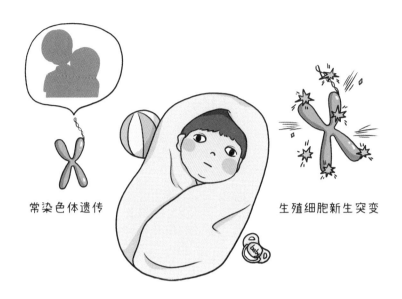

常染色体遗传　　　　　　　　生殖细胞新生突变

▶ Treacher-Collins 综合征的临床表现

TCS 的症状多种多样，因人而异，主要表现包括以下几种。

（1）**面部特征**：眼裂向下倾斜，眼睑外侧缺损，颧骨发育不全导致脸颊扁平，下颌骨小而后缩，可能导致咬殆不正。

（2）**耳部异常**：耳郭畸形或缺失，外耳道狭窄或闭锁，导致听力损失。大约 50% 的 TCS 患者有传导性听力障碍。

（3）**呼吸和饮食困难**：由于面部骨骼发育异常，部分患者可能出现呼吸困难或吞咽困难，需要特殊的医疗照护。

（4）**其他症状**：有些患者可能有腭裂、牙齿排列异常等。

▶ Treacher-Collins 综合征的诊断和检测

TCS 的诊断主要基于临床表现和家族史。对于典型病例，医生可以通过体格检查和病史询问作出诊断。此外，影像学检查如 X 线、CT 和 MRI 可以帮助评估面部骨骼的发育情况。

基因检测是确诊 TCS 的金标准。通过基因测序可以发现 *TCOF1*、*POLR1C* 或

POLR1D 基因的突变，从而确诊疾病，并为家族提供遗传咨询。

▶ Treacher-Collins 综合征的治疗和管理

目前，TCS 尚无根治方法，治疗主要集中在改善症状和提高生活质量。治疗策略通常需要多学科团队合作，包括整形外科、耳鼻喉科、眼科、牙科、言语治疗等专业医生。

（1）**外科手术**：针对颧骨、下颌骨和耳郭的畸形，通常需要在不同年龄段进行多次手术，以改善面部外观和功能。

（2）**听力管理**：对于听力受损的患者，可选择助听器或植入人工耳蜗，以改善听力。

（3）**呼吸和饮食管理**：严重呼吸困难的患者可能需要气管切开术；吞咽困难的患者可能需要特殊饮食和言语治疗。

（4）**心理支持**：由于面部畸形，患者可能面临心理和社交挑战，心理咨询和支持对于提高患者的心理健康和生活质量至关重要。

▶ 未来的研究方向

随着基因技术的发展，科学家们正在深入研究 TCS 的发病机制，寻找新的治疗方法。基因治疗和干细胞治疗作为未来的潜在治疗手段，有望为 TCS 患者带来新的希望。此外，早期干预和多学科团队的合作对于提高患者的预后和生活质量至关重要。

Treacher-Collins 综合征虽然是一种罕见的遗传病，但通过科学研究和医疗进步，患者的生活质量正在不断改善。了解 TCS 的遗传机制、临床表现和治疗方法，可以帮助我们更好地认识这种疾病，并为患者提供更好的照护和支持。希望通过以上介绍，更多人能够关注和理解 Treacher-Collins 综合征，为患者和家庭带来更多的关爱和支持。

（张艺驰）

先天性半侧脸颊偏小、大小脸、脸歪，这是怎么了

在整形外科门诊，常会遇到不同年龄段的患者（家属）前来问诊相同的问题：从小脸就不对称，一边脸大一边脸小，越大越明显，越大脸越歪，这是什么病？会越来越严重吗？怎么能不再加重？怎么治疗？患儿家长很焦虑，成年患者很急迫，但这些问题却不是一两句话能解释清楚的。下面就为患者及家属简要解读上述问题。

▶ 这是什么病

导致面部不对称的病因有很多，但从出生即有，并随着生长发育越来越明显的，多半是一种称之为半面短小的先天性疾病，患者表现为单侧面部骨骼（主要累及下颌骨）及周围软组织和神经的发育不全，临床表现除了会出现面部不对称、大小脸以外，还可能伴有同侧耳郭畸形、附耳畸形、巨口畸形、面颊皮赘等。随着疾病发展，患者还会出现牙齿排列不齐、牙齿平面歪斜、嘴唇歪斜、双侧鼻翼不对称等。一般通过病史（出生即有，越来越明显）、临床表现以及头颅 CT 检查即可对该疾病明确诊断。

▶ 症状会越来越严重吗，怎样能不再加重

半面短小作为一种先天性疾病，在患儿出生时既已存在，主要累及患者下颌骨，患侧发育明显落后于健侧。正常下颌骨在女性 15 岁左右、男性在 18 岁左右才发育完全，因此半面短小是一种持续变化的疾病，一直到 15～18 岁才基本定型，在此之

前，如不进行干预，面部不对称会越来越严重。因为半面短小的病因仍不明确，现有
的理论认为是基因突变或胎儿期环境因素导致的，所以即使早早诊断明确了，也无法
遏制疾病发展，当然也不是换个睡姿能改善的。

▶ 怎么治疗

半面短小病因不明确，虽然无法针对病因进行根治性治疗，但可以针对疾病症状
进行序贯性的对症治疗，在各个年龄段改善患者的外貌，有助于患者的心理健康。

（1）婴幼儿期（1～3岁）：可以针对软组织的畸形，比如巨口畸形（一侧嘴
角较另外一侧外移）、附耳畸形、面颊皮赘等，进行手术治疗。这类手术创伤不大，
但患儿年龄太小无法配合医生手术，因此仍需在全麻下进行，手术时间一般仅需
0.5～1小时，术后也只需在医院观察1～2天即可。

（2）学龄前期（4～6岁）：针对患侧已经明显发育落后的下颌骨，可在患侧下
颌骨内植入牵引器，将患侧下颌骨延长至与健侧相似。该手术需住院5～7天，牵引
器植入术后的3～5天即可开始调节牵引器对下颌骨进行牵拉延长，每日牵拉2次。
牵引器使用简单，每位家长都能学会并居家操作。持续牵拉3～4周至患侧下颌骨与
健侧基本一致后，要继续佩戴牵引器6个月，使得新形成的骨骼完全成熟。随后手术
拆除牵引器。该治疗可以有效地改善患者大小脸的情况。需要注意的是，下颌骨牵引
延长在25岁之前均可以进行，在任何时间段接受牵引治疗都有助于改善患者面部不
对称的情况，建议患儿在学龄前完成，这有助于患儿上学、社交及心理健康。但由于
疾病性质，下颌骨不对称的发育一直进行时，随着生长发育面部不对称仍会出现，加
重，直至近成年才稳定。

（3）下颌骨发育完全后（15～18岁）：前面提到下颌骨在15～18岁发育完全，
疾病在此时期进入稳定期，也就是面部轮廓定型了。症状较轻的患者只是面部轮廓不
对称，即大小脸，牙齿和嘴唇位置正常。严重的患者还会有牙齿平面的歪斜，即不与
地平线平行嘴唇跟随牙齿平面一起歪斜、鼻翼不对称等。针对只是大小脸的患者，可
通过骨性轮廓的修整改善面部不对称，比如通过数字化技术三维设计个性化假体，填

充于患侧下颌骨，截除健侧过于肥大的下颌角，使两侧骨骼体积基本相似。如还存在软组织的不对称，还可以通过自体脂肪填充或真皮脂肪瓣填充进一步提高面部对称性。对伴随有牙齿歪斜的患者，需配合正畸治疗，将位置不正的上下颌骨摆正，恢复牙齿平面与地平线平齐。其后再调整骨性及软组织轮廓，以期尽可能地改善面部歪斜及不对称。

（姜陶然　曹德君）

认识半面短小症

半面短小症（hemifacial microsomia，HFM），又称半侧颜面短小畸形、Goldenhar 综合征、眼-耳-脊柱发育不良、第一、二腮弓综合征、半侧颅面短小、耳-下颌发育不良、下颌-面发育不良等，是面部不对称畸形中常见的一类疾病，由德国医学家于 1881 年首先提出。半面短小症是仅次于唇腭裂畸形的第二常见的先天性颅面畸形，发病率报道为 1/26 550 ～ 1/3 500 活产（平均在 1/5 600 活产），男女比例为 3：2。我国是世界三大高发地区之一，其主要表现为患侧下颌骨发育不全，可伴有眼球皮样囊肿、耳前肉赘、面部不对称和脊柱畸形，还可能累及骨骼、心血管、泌尿生殖、呼吸等系统。该综合征的表现往往给患儿带来一定的心理负担，其治疗费用也为患儿家庭带来一定的经济负担。

▶ 致病因素

自半面短小症被报道以来，各国研究者在细胞遗传学和组织胚胎学等不同领域对其病因和发病机制进行了探索。

在细胞遗传学方面，仅有约 2% 的半面短小患者呈现明显家族性，报道从常染色体显性遗传到常染色体隐性遗传都有；但总体上以散发患者为主，推测为多个遗传基因的突变导致半面短小症的产生。但由于无法明晰特定基因与临床表型之间的对应关系，同时也不能明确基因在病例中对临床表型的影响方式，致病基因的研究尚未取得突破性进展。通过众多的实验研究，国内外不同的研究对象筛选出了不同的致病基因，这些基因主要包括 *TCS*、*SALL1*、*GSC*、*MSX*、*BIRIC*、*OCLN*、*SIX1*、*SIX6*、*OTX2*、*SALL4*、*EYA1* 等近 30 个基因。然而，其中大部分基因并未显示出有可重复性，目前只有 *TCOF1* 和 *SALL1* 等基因被证实在不同半面短小症患者中均可检测出异常，针对这些基因也将进行更为深入的研究。

在组织胚胎学研究方面，通过病例对照研究，发现孕妇孕早期服用维 A 酸类、沙利度胺等药物，接触重金属等物质，使用血管活性药物，多胎妊娠，糖尿病及妊娠中期阴道出血等可能是半面短小的风险因素。

整体而言，时至今日，半面短小的发病机制仍存在巨大争议。目前更倾向于参与颅面发育的多个基因与环境因素的共同作用引起了半面短小症的发生。

▶ 诊断与鉴别

半面短小目前没有公认的诊断标准，因而其患病率和文献研究结果差异较大。此处介绍 Cousley 和 Calvert 所提出的半面短小基本诊断标准：① 同侧下颌骨和耳的缺损；② 下颌骨不对称或耳缺陷且有（a）2 个或 2 个以上间接相关的异常或（b）半面短小家族史。"间接相关的异常"指那些"在发育和功能方面通常不相关的异常"。

半面短小主要需要与以下同样会导致面部不对称的疾病做鉴别，包括颞下颌关节强直、Romberg 综合征、辐照后畸形、髁突肥大、半面肥大。Treacher-Collins 综合征或严重的眶面裂也可与双侧半面短小相混淆。然而，在这些疾病中，半面短小特征性的下颌骨升支和髁突的畸形是不存在的。出生后的创伤或感染，如果影响到髁突软骨，也会导致下颌骨生长受限，继发影响周围同侧颅颌面骨骼的生长。但不同于后天畸形，半面短小患侧的软组织、外耳均广泛受累，骨骼受累也往往更广泛，范围通常包括颞骨、乳突和颅底。

▶ 分类

目前临床上常用的有 Pruzansky 分类和 OMENS 分类。Pruzansky 分类主要关注于患儿下颌骨发育情况，根据患侧下颌骨发育情况以及髁突、颞下颌关节等结构的形态与位置将患者按严重程度分为 Ⅰ ～ Ⅳ 型，而 OMENS 分类在下颌骨的基础上，将眼眶、耳朵、神经与软组织的发育情况也纳入分类依据，从多个维度上为疾病的严重程度做分析。

▶ 就诊与治疗

由于半面短小累及多器官多系统，目前临床上以对症治疗为主，根据患者的年龄和畸形的严重程度选择合适的术式。

在骨骼层面，治疗方案视患者不对称严重程度以及患侧骨量大小而决定。患侧下颌升支短小程度较小的患者，常建议行保守治疗；患侧下颌升支短小程度中等，建议行牵引器植入术延长患侧下颌升支长度，使患侧接近健侧，纠正其呼吸、咬𬌗等生理功能；

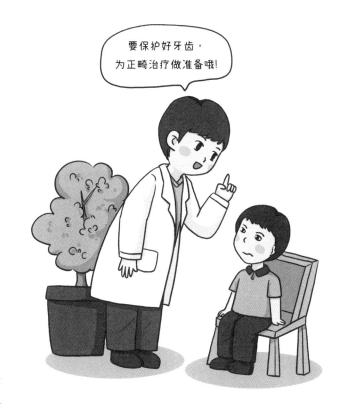

要保护好牙齿，为正畸治疗做准备哦！

若患侧下颌升支短小程度较重，缺少足够的骨量进行牵引器植入，则行肋骨移植手术。对于成人患者，一般建议人工骨植入术或正颌正畸手术治疗。

在软组织层面，建议患者自行购买肌肉电刺激仪进行患侧咬肌锻炼。骨骼手术完成后行自体脂肪移植术，从各个层次的软组织扩充患侧面部容量。

在外耳方面，建议患儿于 9 岁左右，身高达到 120 cm，胸围达到 60 cm 左右的时候，行肋骨外耳再造手术；同时建议 2～8 岁患儿可佩戴义耳行过渡治疗。

综上所述，半面短小的治疗需要多个层面配合的综合诊治。在初次就诊时，除了常规拍摄 CT 观察下颌发育情况之外，还建议患者同时做面部肌肉力量测定与听力筛查，同时在口腔科进行龋病（蛀牙）防治，为后续的下颌牵引手术与正畸治疗做好准备。

（言颖杰）

眼球突出、牙齿"地包天"，小心这类先天疾病

最近李奶奶总是眉头不展，不时唉声叹气，边上相熟的朋友问起，李奶奶才道出原委：原来，小孙子出生的时候，脑袋就和别的小婴儿不一样，扁扁短短的，随着年龄增长，眼睛也看着越来越突出，牙齿"地包天"，关键晚上睡觉还憋气。带去医院找大夫看了，说这是颅缝早闭引起的克鲁宗综合征，朋友一头雾水。李奶奶叹气道，大夫说了，这个是先天畸形，要在合适的年龄做手术治疗的。具体怎么样，大家来听听大夫怎么说，也让大家了解这种罕见病，不要错过最佳的治疗时机。

克鲁宗综合征，英文名又叫 Crouzon 综合征，是一种罕见的先天畸形疾病。克鲁宗的发病率只有 1/60 000 左右，在普通人的生活中并不常见，但是，这类疾病症状严重、对身体影响很大，延误治疗或者错误治疗都可能会引起严重的后果。

▶ 什么是克鲁宗综合征，它是怎么发生的

克鲁宗综合征是一类头颅颜面的骨骼发育异常引起的颅面先天畸形疾病。很多家长往往是最早发现孩子眼球突出，呈现"金鱼眼"表现后到医院就诊，才有了明确诊断。其实，克鲁宗综合征的眼球突出只是它的一个表现特点，它还伴随着其他相关的临床特点。总的来说，该疾病有 4 个特征：头颅畸形、面中部凹陷、眼球突出及咬𬌗反𬌗畸形。严重的克鲁宗患儿在出生时，细心的父母其实可以发现婴儿的头颅外形会和正常婴儿有所区别，额头会显得扁平，而头颅前后距离短，呈现短头的特点；随着生长发育，颌面部的畸形也逐渐表现出来，主要是面中部的眼眶和鼻旁区域低平，甚

至凹陷，眼窝很浅，使得整个眼球向外突
出，出现类似于"金鱼眼"样表现，有些
孩子睡觉时会闭目不全露眼珠。孩子牙齿
发育后，上面的牙齿也会比下面的牙齿更
靠后，会看到"地包天"样的反𬌗畸形。
此外，症状严重的患儿还会出现睡觉打鼾
甚至憋气，以至于半夜惊醒。

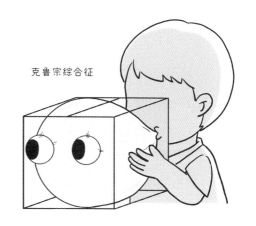

克鲁宗综合征

　　克鲁宗综合征临床特点的发生和颅面
骨的生长发育异常有关。颅面骨不是单一
的骨头，是由多块骨头综合拼接而成的整体。早期骨和骨之间相互分开不相连，两块
骨和骨之间的间隙称为颅缝，随着生长发育，颅缝会在出生后按特定时间点有序关
闭，但是如果关闭的有序性因某些因素被破坏，颅缝过早闭合，头颅也会过早融合成
形，从而出现相关的综合征畸形，而克鲁宗综合征就是其中较常见的一种。

　　现在的研究表明，成纤维生长因子受体 2（FGFR2）相关基因的突变是引起克鲁
宗综合征的根本原因。在胎儿形成的过程中，物理、化学因素（如接触致癌物质、放
射性物质），遗传因素等都有可能引起该基因的突变，导致疾病的发生。尤其在遗传
方面，由于该基因是常染色体显性遗传，父母一方存在克鲁宗综合征，后代就有一定
概率遗传该疾病。因此，有该家族史的父母做好产前筛查极为重要。

▶ 克鲁宗综合征对身体有哪些危害

　　克鲁宗综合征的患儿一般不会智力受损，但是症状严重的患儿可能存在颅高压，
表现为头痛、视物模糊，或无明显不适表现，仅表现为颅骨局部的压迫变形；而眼球
的问题相对比较普遍，由于眼球突出闭眼不全，角膜缺少保护，导致角膜长期暴露，
出现暴露性角膜炎，也可能影响视力，严重时眼窝太浅，突出的眼球甚至会掉出眼
眶；面中部凹陷低平，会出现"地包天"咬𬌗畸形和鼻咽腔空间的狭窄，一方面导致
咬𬌗不良，吃东西费力，另一方面使得呼吸气道狭窄，出现睡眠呼吸障碍、打鼾、甚

至憋气惊醒等情况，在感冒时症状会更加严重，这些都会导致患儿生长发育迟缓。

▶ 克鲁宗综合征的患儿如何确诊

克鲁宗综合征的患儿一般表现都比较典型，最早的时候在婴儿时期就会出现头颅外形的异常，过短、过长、过尖等畸形都需要高度重视；如果婴儿时期头颅外形变化不明显，但随着生长发育出现眼球凸出、面中扁平凹陷等，也要高度怀疑这类疾病。

疾病的确诊和排除的金标准是基因检测，当检测到有 *FGFR2* 突变，就可以确诊该病。此外，由于克鲁宗综合征是常染色体显性遗传，因此，患有该疾病的父母在怀孕后，应该积极参与产前筛查来及早判断胎儿有无该先天畸形的可能性。

▶ 克鲁宗综合征的患儿该如何治疗

克鲁宗综合征患儿主要依赖手术治疗来矫正畸形，但也需要重视日常生活中的防护护理。在婴儿时期，可以通过佩戴特定的头帽，来限制畸形生长的头型，具有一定的塑形作用。此外，平时需要加强对眼球的保护，防止暴露性角膜炎，通过涂抹眼膏或者物理悬吊下眼睑来覆盖保护角膜；加强口腔卫生，改善饮食习惯，防止发育不良；注意保暖，避免上呼吸道感染，避免加重阻塞性呼吸困难。

手术治疗根据患儿的症状严重程度来进行，1 岁以内如果存在重度颅内压增高的情况，可以进行颅腔扩大降低颅内压；6 岁开始根据面中部凹陷的程度和发育情况，择期进行面中部截骨牵引改善眼球突出、面中部凹陷症状。18 岁以后进一步根据需求进行面部组织结构的微调。其中，呼吸情况的监测尤为重要，如果出现呼吸不畅影响生长发育甚至危及生命时，需要尽快就医，解决通气问题，才能为后续治疗打下坚实的基础。

对于克鲁宗综合征的正确认识，可以让我们正确地对待这个疾病，既不畏之如虎惶惶不安，也不视之无物毫不重视，从而正确地处理在疾病发展过程中遇到的各类情况，护佑患儿的健康成长。

（徐　梁）

双眼距离宽，是先天畸形吗

本来心心念念盼着上幼儿园的小明，终于到可以上幼儿园的年龄了，但每天回家时却闷闷不乐。在妈妈的追问下，小明难过地说出了缘由。原来，小明从小和普通的小朋友长得不一样，他的两个眼睛离得老远，中间鼻子还塌得像起皱的牛皮，幼儿园的小朋友都因为小明的长相不愿意和他交朋友。妈妈听后，红着眼睛告诉小明，其实在小明很小的时候，妈妈就带他去上海的大医院看过病。当时大夫说了，这是一种罕见的先天性畸形，叫眶距增宽症，要做手术矫正，但是不能太早做，要等小明长大些，在读小学前，才能通过手术变得和其他小朋友一样。小明听了以后，暗暗下决心，下次去看大夫，一定要仔细问问这个眶距增宽到底是什么病，为什么要上小学前才能做。下面，让我们先初步了解一下这个"眶距增宽症"吧。

眶距增宽症是一类以临床表现命名的疾病，通俗地说，就是某些因素引起两只眼睛之间的距离变宽变大的一种先天性畸形。其发病率在新生儿中约为0.001%，是一类并不常见的颅面先天畸形。眶距增宽和发育密切相关，随着生长发育，症状往往会愈加明显。而了解这类疾病，可以更好地指导治疗，以及进行日常的相关护理。

▶ 什么是眶距增宽症，它是怎么发生的

正常人的面部轮廓和五官都是有着一定的比例的，其中最普遍的就是"三停五眼"说。"五眼"指的就是在眼球水平上，面宽相当于五个眼睛的宽度，而双眼之间的宽度，正好相当于一个眼睛的宽度。眶距增宽患者的双眼，其宽度则远大于一个眼睛的宽度，这也是最初步判断是否眶距增宽的标准。从医学角度上来说，眶距增宽以

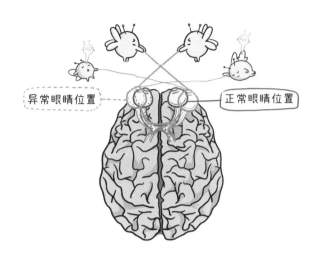

异常眼睛位置　　正常眼睛位置

眼眶骨性距离的增加作为主要诊断标准，同时伴有双眼内眦距、瞳孔距及外眦距的明显增加。这种病症不仅影响患者的外貌，还可能伴随视力和神经系统的异常。

　　临床上有多种疾病可以引起眼距的增宽，但面裂是引起先天性眶距增宽最主要的原因。尤其是面正中裂和旁正中裂，在表现为双眼距离宽的同时，还伴有鼻子发育的畸形，如褶皱鼻、分叶鼻等。这种情况的发生，主要与颅面骨的发育密切相关。在胚胎时期，人的面部组织结构不是天然的一个整体，而是由对称的两部分组织相互融合作用最终形成的。决定眼睛发育的是一个叫视泡的结构，最开始位于面部两侧，随发育逐渐靠近。当这个过程受到影响后，就出现的眶距增宽的表现，两个眼睛不能正常靠拢，同时伴有额鼻区域的发育异常，可能伴有外斜视、小眼球、小角膜或视神经萎缩等视力问题。另外，颅缝早闭，脑膜脑膨出，额眶部骨纤维异常增生症和骨瘤，严重额眶部外伤后畸形都会导致眼眶距离异常。

▶ 如何诊断与检查眶距增宽症

　　眶距增宽症的表现很明显，双眼距离过宽和皱褶的畸形鼻的临床特点往往可以做出简单的诊断。但是其形成的病因诊断需要到医院相关治疗专业进行进一步明确诊断才能得到正确的结果。眶距增宽症的诊断依赖于详细的临床检查和影像学检查。常见的检查方法包括：

　　（1）头颅 X 线正位片：用于初步评估眼眶间距。

　　（2）头颅 CT 断层扫描：可以精确测量眶间距的值，并评估眶距增宽症的严重程度。

（3）视神经交叉夹角测定：通过头颅 CT 水平扫描断层片测定视神经的交叉夹角，作为估计眶距增宽症严重程度的参考。

此外，还需要进行详细的眼科检查，包括视力、斜视、突眼度、眼底、对光反射等，术前还需对鼻腔、鼻窦、鼻中隔、嗅觉进行细致检查。

▶ 眶距增宽症对身体有哪些危害

眶距增宽症的患儿一般不会存在智力和发育的异常，其对身体的危害主要基于面中部发育的异常。轻度的患儿除了外貌上的改变及影响外，几乎很少影响到功能；而重度的患儿由于双眼之间距离过远，在看东西的时候经常两个眼睛无法聚焦到同一点上，也就是俗称的立体视觉缺失。因此，在做一些精细的活动时会有困难，如穿针引线时无法准确地完成动作，而且看东西时也会经常习惯使用一边的眼睛，另一眼睛长期废用的情况下，可能出现获得性的弱视。鼻背部塌陷宽大、鼻背皮肤鞣皱，会严重影响外貌，进而影响患儿的社交活动，严重的会影响相关的心理成长。

▶ 眶距增宽症患儿该如何治疗

眶距增宽症的治疗主要依靠手术矫正，目前没有相关的药物或者外用仪器可以逆转这类发育畸形。手术治疗的方式和时机的选择，则是由疾病的严重程度来决定的。

对于该症轻度患儿，一般多表现为眼距轻度增宽，鼻梁低平没有明显的鼻背，可以通过鼻整形抬高鼻背，内眦成形术或重睑术以改善外形，通过简单的手术获得较满意的结果。

对于中度甚至重度的眶距增宽患儿，在早期 2 岁左右，可以对鼻背软组织的畸形进行切除整形来改善鼻部外形，在 5～6 岁进行颅内外径路的眶距增宽矫正。对于特别严重的三度眶距增宽伴眶纵轴倾斜的病例，可以选择中面部劈开法以彻底改善眼眶形态。若过早进行眶距增宽手术，需要考虑麻醉、截骨、损伤牙胚、影响上颌骨生长发育且术后容易复发等风险；而等到颅面骨发育完全成熟再行手术，则会面临患者对容貌改变的需求和社会心理方面的压力。因此，在 5～6 岁时进行手术，一方面有助于患儿身心健康发育，另一方面儿童的骨组织相对薄软，有利于手术操作。

近年来，随着医学科技的发展，3D打印、模型外科、Mimics软件模拟设计预测、Brainlab导航等技术的应用，极大地提高了眶距增宽症手术的准确性和安全性。

眶距增宽症是一种复杂的颅面部畸形，涉及多种病因和多样的临床表现。通过早期诊断和合适的手术治疗，许多患者可以得到显著的改善。未来，随着医疗技术的不断进步，眶距增宽症的治疗效果将会越来越好，为患者带来更多希望和更高的生活质量。

（徐　梁　侯梦源）

头颅畸形的认知误区和
治疗方法

随着社会的发展，大众对于头颅畸形的重视度也大大提高，无论是小儿的先天疾病，还是成人后天审美要求，对整形治疗的需求越来越多，希望能通过以下内容的介绍，让患者不陷入迷茫的信息海洋，甚或陷入盲目手术的误区。

头颅畸形的治疗，国际上主流均为整复外科医生引领发展演进，如纽约朗格尼医学中心整形外科 1995 年即制定了颅缝早闭的序列治疗原则，对于头颅畸形及畸形所致功能障碍，整复外科颅颌面医生具有多年治疗经验。随着父母的热切关注，小儿头颅畸形越来越得到重视。常见头颅畸形即老百姓所谓的"睡扁头"，一语中的，正式名称为体位性头颅畸形，可发生短头、尖头、斜头等，其中后斜头发生率最高，在正常出生的婴儿中可有 5%～25% 的发生率。其原因主要为 1 岁以内的婴儿，前后囟门及颅缝未闭合，若长时间采用某一体位睡眠，将使局部颅骨趋向移动过多，即可导致头颅偏斜不圆润情况的发生。其和颅缝早闭性后斜头畸形的鉴别相对简单，从

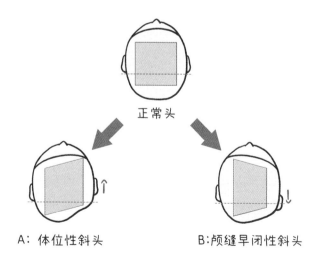

正常头

A: 体位性斜头　　　　　B: 颅缝早闭性斜头

俯视位观察患儿头颅，如整个颅顶类似平行四边形，且累及侧耳朵向前移动，此为体位性；如整个颅顶类似于梯形（累及侧为窄边，健康侧为宽边），且累及侧耳朵向后移动，此为颅缝早闭性。

对于体位性头颅畸形，大部分采用矫形头盔治疗即可，一般在出生 6 月以内效果较好，1～2 个月佩戴即可见效果，再保持数月即可维持长期效果。1996 年，西雅图格鲁斯教授在发表体位性和颅缝早闭性头颅畸形鉴别文章前，不少专家一概采用手术治疗，误人不少。此后广为推广头盔塑形治疗体位性颅骨畸形，目前各大颅面中心已将此作为一种常规有效手段。且佩戴头盔 1 年以上，对于各类矫正头颅畸形重排治疗术后的保持也有相当作用。

接下来简单介绍头颅畸形最主要的疾病——颅缝早闭，该疾病需手术矫正且效果确切。

▶ 非综合征型颅缝早闭

颅缝早闭指一条或多条颅缝过早闭合，特征性的表现为头颅畸形。非综合征型颅缝早闭指不伴有其他遗传性颅颌面异常的一类颅缝早闭，新生儿发病率在 1/2 500～1/1 800。非综合征型颅缝早闭一般累及单一颅缝（单纯型颅缝早闭），少数病例可有两条以上颅缝早闭，其中以矢状缝早闭最常见，人字缝早闭最罕见。多数非综合征型颅缝早闭呈散发型，其病因包括遗传因素和环境因素。疾病的致病基因尚不完全明确。环境因素也与本病的发生关系密切，胎儿宫内压迫、胎位异常等因素均与非综合征型颅缝早闭的发生有关。临床表现为新生儿时期即出现异常的头颅外形，总的来说，表现为垂直异常颅缝方向生长不足，而平行异常颅缝方向的生长过度，如矢状缝早闭表现为舟状头畸形，双侧冠状缝早闭表现为短头畸形。

体格检查可发现特征性的头颅畸形，并触及闭合的颅缝处的硬嵴。头颅指数测量可辅助诊断，其是指头颅最大横径占头颅前后径的百分数，正常头颅指数在 76～81，短头畸形的头颅指数大于 81，而舟状头畸形的头颅指数小于 76。辅助检查以 CT 为主。

治疗最佳手术时机为 6～9 月龄，此时利用大脑处在快速扩张时期，颅骨此时具有很大的可塑性。研究表明，即使是轻度的颅缝早闭患者，也可能出现颅内压升高，而颅骨重塑可降低患者的颅内压力，对大脑发育产生积极作用，1 岁以内进行手术有利于各类学习认知能力发育。

具体的手术方式为颅骨重塑，它的总体原则包括：松解、打开闭合的颅缝，骨块进行重新排列以重塑颅骨的形态，适度过矫，修补颅骨缺损，最后无张力关闭创面。骨块的固定可使用缝线、钢丝或可吸收内固定装置，以保证骨块稳定，同时不会限制颅骨的扩张。颅骨重塑术后遗留的骨缺损，大多可自行重新骨化闭合，少数患者出现长期的颅骨缺损，若缺损范围不大，则可不做特殊处理，术后可正常进行日常体育活动等。建议伴有颅骨缺损的患者在剧烈活动时佩戴头盔以预防颅脑损伤。若缺损范围过大，一般需进行二次手术修复。

▶ 综合征型颅缝早闭

综合征型颅缝早闭指颅面畸形并伴其他特定部位的发育异常或畸形，形成具有一系列特征性表现的临床综合征，其发病率低于非综合征型颅缝早闭。典型的综合征性颅缝早闭包括阿佩尔综合征、克鲁宗综合征等，大多数此类综合征包含与成纤维细胞生长因子受体（FGFR）基因相关的突变，呈常染色体显性遗传。颅面综合征表现有共性又各异，往往需根据颅外四肢等异常和基因测序结果确定诊断。

大多数综合征型颅缝早闭的临床表现包括以下方面：头颅畸形、面中部发育不良、四肢畸形［如宽拇指，并指和（或）趾］。综合征型颅缝早闭常累及多条颅缝，如克鲁宗综合征常见双侧冠状缝早闭导致的短头畸形，也可因矢状缝或人字缝早闭而致舟状头和三角头。同时，颅底发育异常也是综合征型颅缝早闭的典型表现。可伴有颅内压增高，出现视乳头水肿、脑积水、视力障碍、智力发育迟滞等。严重的颅内压增高还可引起小脑扁桃体下疝（Chiari 畸形），甚至导致中枢性呼吸暂停。面部特征表现为面中部后缩、上颌骨发育不足，患儿出现反殆、腭弓高拱，严重的上颌后缩引起呼吸道梗阻，可导致呼吸暂停，甚至猝死。眼眶发育不良、眼眶容积小导致突眼畸形，患儿眼睑闭合不全，可并发眼球脱垂、暴露性角膜炎。

综合征型颅缝早闭一般涉及多条颅缝，对于颅内压增高，甚至出现神经系统及认知障碍的患者而言，需及早进行颅腔扩大手术。主要术式包括额眶前移、颅骨重排、后颅窝牵引成骨。额眶前移可使前颅窝扩大，矫正短头畸形，同时可缓解眼球突出。颅骨重塑则与上述非综合征型颅缝早闭的治疗类似。后颅截骨后对其进行持续牵引成骨，有效扩大颅腔容积，同时能够避免颅压过快降低，长期随访提示可显著降低Chiari畸形的发生率。

对于综合征型颅缝早闭而言，面中部后缩的治疗尤为关键。治疗方法主要是面中部截骨、前移。面中部截骨方式主要包括LeFort Ⅲ型截骨、monobloc截骨术及其他的一些改良术式。面部截骨后应用内置式或外置式牵引装置进行牵引成骨是有效且安全的方法，可以有效避免局部感染，且外置式牵引装置目前效果更为确切。

面中部牵引成骨在骨块牵引就位良好后，需维持8～12周完成骨化，在此过程中需注意牵引支架的护理和维持，在此期间患者一般已出院，应避免剧烈活动及头部碰撞、避免摔跤。外置式牵引器应保持稳定，患者家属应定期检查头架是否松动。对于外置式牵引器，均应每日清洁消毒，特别是接骨螺钉处头架与头皮之间的缝隙，应彻底去除分泌物，避免感染。

以上即为头颅畸形的一些主要治疗知识。当然，还有相当一部分的成年求美患者希望改善头颅外观以达到美观效果，对此类患者，笔者认为做各类填充（脂肪、人工材料等）增大手术可予以考虑，反之做缩小类手术则应禁止。如前所述，大部分颅骨重排手术是为了降低颅高压而做颅腔扩大术，颅腔缩窄手术除极个别脑积水严重颅腔过大患者之外，应用范围狭窄，正常人为美容目的做缩颅手术则不啻饮鸩止渴，会引起颅内高压等一系列的后遗症，从专业角度来说，绝不提倡。

（袁 捷 周燕春）

面瘫导致嘴歪多年，
还能治疗吗

门诊来了一位浓眉大眼的小姑娘，摘了口罩才发现面部嘴歪。家属说小姑娘出生后口角歪斜，左侧上下嘴唇不会动，不会噘嘴，不会露牙齿，不会皱眉毛，笑时像哭，哭闹时嘴歪明显，不笑时看起来和普通人差别不大。之前在当地医院做过针灸，也服用中药，打过针，都不管用。后来又去三甲医院检查，做过肌电图，医生说是先天性面神经瘫痪。这种病有治愈的希望吗？怎么治？

▶ 出生后发现口角歪斜怎么办

出生后嘴歪必须要区分是分娩过程引起的还是先天性的。

分娩引起面神经损伤，一般伴有难产，使用过产钳、吸引等，耳部或面颊部有明显的血肿。受伤后 2 周可以通过肌电图发现纤颤电位，证实是神经损伤。治疗上，需要及时诊治由面神经压迫导致的面瘫，或进行面神经减压手术；并给予神经营养药和激素等药物治疗。如果明确有神经损伤离断，可以积极考虑手术修复。

如果是先天的，可能与孕期病毒感染、服药等情况有关，或伴有早产、孕程不顺，或者有先天性面瘫家族史。通常分娩正常，没有头面部外伤情况，肌肉电生理检查不会发现纤颤电位。此外，患儿可能合并有其他部位的畸形，如患侧伴有耳郭发育畸形，可行薄层 CT 检查是否有面神经管狭窄或闭塞。对于这类患儿，可于专业的面瘫整形修复医生处就诊，一般在 6 岁以后可进行整形手术治疗。且手术前还需要注意排查患儿是否伴有其他发育异常；同时家长需要注意调整患儿的心理健康，甚至可以寻求幼儿心理专家的指导。

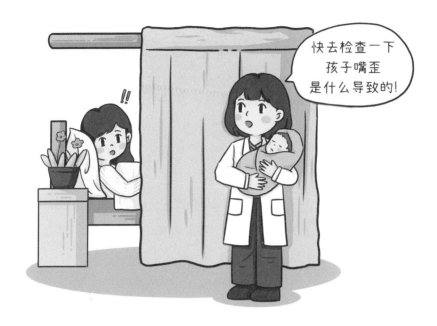

▶ 炎症感染或头面部外伤及手术后继发面瘫多年怎么办

继发面瘫的常见病因有两大类：一类与炎症感染相关的：如贝尔（Bell's）面瘫、亨特综合征、中耳炎、腮腺炎等；另一类是与头面部外伤及手术相关：面部切割伤、颅脑外伤致颞骨骨折，以及乳突根治术、听神经瘤摘除术、腮腺肿瘤切除术、面神经鞘瘤切除术、面部血管瘤切除术、面部除皱手术等继发面神经损伤。

炎症感染相关的继发性面瘫多为不全面瘫，且常伴有面肌联动；经原发疾病治疗后，面瘫情况已稳定，可于整形外科通过肉毒毒素注射或手术治疗来改善口角歪斜和面部表情的对称性。

头面部外伤及手术继发面瘫，根据手术损伤的程度和层面不一，其面瘫可为完全性或不完全性面瘫。若为早期面瘫（一般指瘫痪 2 年内），面部表情肌无明显萎缩，且肌电图检查肌肉有纤颤电位。此时面神经还有手术修复的机会，可以使瘫痪的面肌得到不同程度的恢复。若面瘫多年（超过 2 年），则为晚期面瘫，电生理检查呈现静息状态，已经无法再通过神经修复恢复原有面肌的功能。则需要进行肌肉转位术或肌瓣游离移植术获得动态修复，以及行筋膜悬吊静态修复。

▶ 不明原因面瘫很多年该怎么办

不明原因面瘫多年，首先应前往耳鼻喉科、口腔颌面外科、神经外科等相关科室就诊，排查肿瘤占位等疾病导致面瘫的可能性。如果排除肿瘤，或原发疾病已行相关治疗，则可于整复外科，进行面部整形的治疗。

同时需要注意的是，面瘫不仅会导致口角歪斜，还常伴有眼睑退缩和眼睑闭合不全，严重者易继发结膜炎或者角膜损伤，这类情况需及早去整形外科或者眼科就诊。面瘫还可导致眉下垂、面部软组织松垂等，也可进行整形修复。

（陈　刚　王　炜）

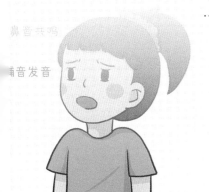

鼻音共鸣

辅音发音

篇四

拯救先天性唇裂和腭裂患儿

让"兔唇"宝宝重新
绽放美丽笑容

有些宝宝出生时带着一个小小的"标记"——兔唇，也就是医学上所说的先天性唇腭裂。笔者将带你走进这个特殊的世界，了解如何用爱和希望来拯救这些宝宝。

▶ **唇腭裂的定义及分类：认识"兔唇"宝宝**

唇腭裂，顾名思义，就是嘴唇和（或）上颚没有完全闭合，是一种较常见的先天畸形，平均 1 000 例新生儿中会有 1～2 例患儿。它可以分为以下几种类型。

（1）**唇裂**：影响嘴唇，也就是通常所说的"兔唇"。

（2）**腭裂**：影响上颚。

（3）**唇腭裂**：嘴唇和上颚都有裂开。

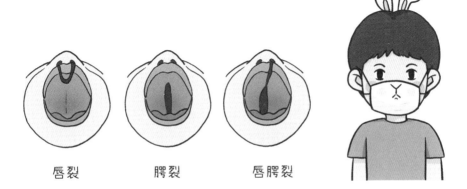

唇裂　　　　腭裂　　　　唇腭裂

它们可以是单侧的，也可以是双侧的，形态各异，但每一个都是宝宝独特的印记。这不是宝宝的错，也不是任何人的错，但需要我们更多地关注和爱护。

▶ 唇腭裂形成的原因：医学的未解之谜

唇腭裂的形成原因很复杂，有研究显示，约 20% 的唇腭裂宝宝有家族遗传史。此外，孕早期的许多致病因素都可能造成胎儿面部发育不全，导致先天性唇腭裂，如母体孕早期受到感染、创伤、应激等；怀孕期间患有如贫血、糖尿病、严重营养障碍等慢性疾病；怀孕期间服用某些药物：如镇静药、抗癫痫药及激素类药等；怀孕期间母体接受过大剂量 X 线照射等。目前，科学家们还在努力探索这一谜题，相信随着医学科学的发展，"兔唇"宝宝的预防将成为可能。目前，孕期可以通过超声检查来筛查唇腭裂。虽然不是所有的唇腭裂都能在产前被发现，但这项技术已经帮助许多家庭提前做好了准备。

▶ 唇腭裂的序贯治疗：一场关于爱与希望的旅程

唇裂和腭裂的序贯治疗是一种综合性的治疗方式，旨在通过多学科团队的合作，为患者提供全面的治疗计划。治疗团队通常包括颅颌面整形外科医生、口腔正畸医生、病理语音师、心理咨询师等专业人员。这一序贯治疗过程通常耗时数年，在患儿的不同生长发育阶段提供适当的治疗，需要医生、家长、社会充分配合。这种治疗模式通常包括以下几个方面。

（1）**外科手术**：手术治疗是唇腭裂宝宝重获微笑的关键。因唇腭裂患儿存在喂养困难、发音困难，易患上呼吸道感染、中耳炎等疾病，手术的目的不仅是改善外观，还能修复功能。手术的时机和方式会根据患儿的具体情况来确定，唇裂的修复手术通常在患儿 3～6 个月大时进行，而腭裂的修复手术推荐在 8～12 个月大时进行。具体手术方式需要由专业的医生根据宝宝的具体情况来决定。

（2）**术前正畸**：在某些情况下，为了降低手术难度和改善喂养效果，可能会在手术前对患儿进行正畸治疗，如使用鼻畸形矫治器或牙槽突裂畸形塑形器。

（3）**语音治疗**：腭裂患者可能存在语音功能障碍，语音治疗有助于改善语音清晰度，通常在患儿4～5岁时开始，常见的方式有学习英语、游泳等。

（4）**正畸治疗**：随着患儿的成长，可能需要进行牙齿矫正以改善咬合问题。

（5）**护理**：包括术后护理和日常护理，以确保患者的伤口恢复和整体健康。

（6）**心理支持和咨询**：唇腭裂患者及其家庭可能需要心理支持和咨询，以帮助他们应对与疾病相关的情绪和社会问题。

（7）**定期随访**：治疗过程中需要定期随访，以监测患者的生长发育情况和治疗效果。

（8）**二期手术**：对于一些患者，可能需要在成长过程中进行额外的手术，如在9～11岁行牙槽裂修补术，在16岁后行唇裂继发鼻畸形矫正术，以进一步改善面部外观和功能。

　　每个唇腭裂宝宝都是独一无二的，他们和所有孩子一样，拥有无限的潜力和可能。家长将会同医生和社会力量，给予他们足够的爱、支持和希望，陪伴孩子走完这场关于爱与希望的旅程。让我们一起努力，帮助每一个"兔唇"宝宝绽放他们最美丽的笑容。

（黄文一）

唇腭裂形成原因及
遗传因素，您知道吗

唇腭裂发生原因复杂，涉及胚胎期的发育问题、遗传因素和环境因素的相互作用。下面将从不同的角度，全面探讨唇腭裂的形成原因。

▶ 唇腭裂的形成原理

唇腭裂的形成主要发生在胚胎发育的早期，即怀孕的第 4～12 周。在这一时期，胎儿面部的各个部分开始发育并逐渐融合。如果这一过程中某些部位未能正确融合，就会导致唇腭裂的形成。具体地说，在胚胎发育的第 4～7 周，上唇开始形成。左右侧的上腭突起逐渐向中线靠拢，并在中线处融合，形成上唇。如果这一过程受到干扰，便会形成唇裂。在第 6～9 周，鼻中隔和腭部开始发育。鼻中隔从头部中央向下延伸，同时两侧的腭突从侧面向中线靠拢。腭突在口腔上方的中线处融合，形成口腔的上部结构。如果腭突未能成功融合，便会导致腭裂。

此外，从细胞层面也可以解释唇腭裂形成的原因：在胚胎发育的关键阶段，细胞需要快速增殖，以确保足够的组织量来进行融合。如果细胞增殖速度不足，可能导致组织量不够，从而无法完成融合。而细胞同样需要在胚胎不同部位之间迁移，才能在正确的位置完成融合。如果细胞迁移受阻或方向错误，也可能导致融合失败。细胞凋亡是正常发育过程中清除多余细胞的一种机制，细胞凋亡过度或不足，都会影响组织的正常融合过程。

▶ 可能的影响因素

胚胎发育过程中，多个信号通路参与了面部结构的形成和融合。例如，Wnt 信号通路、BMP 信号通路和 TGF-β 信号通路等在面部发育中起到关键作用，如果这些信号通路的任何环节出现异常，都可能导致唇腭裂的发生。基质金属蛋白酶在细胞外基质的降解和重构中发挥重要作用。*MMP* 的异常表达可能导致细胞外基质的异常，从而影响面部组织的正常融合。

跟大部分罕见病一样，遗传因素在唇腭裂的发展中扮演了重要角色。根据家族聚集性和双生子研究，唇腭裂的发生具有一定的遗传倾向。一些罕见的唇腭裂病例是由单一基因突变引起的，这些基因通常与特定的综合征相关。例如，Vander Woude 综合征（VWS）是由 *IRF6* 基因突变引起的，其特征包括唇腭裂和唇瘘。而其他大多数唇腭裂病例是由多个基因和环境因素共同作用的结果。许多基因在面部和口腔发育过程中起重要作用，它们的突变或变异可能导致唇腭裂。在基因的基础上，唇腭裂的发生往往是和环境因素共同作用的结果。例如，携带某些基因变异的个体在特定环境条件下，其患病风险会显著增加。这种基因-环境交互作用解释了为什么同一家族中的不同个体在相似的环境中会表现出不同的发病情况。

孕妇如果在怀孕期间吸烟、饮酒、使用抗癫痫药等药物或接触诸如接触重金属、农药等环境毒素都会显著增加胎儿患唇腭裂的风险。孕期营养不良，特别是叶酸缺乏，与唇腭裂的发生密切相关。叶酸是胎儿发育过程中必需的维生素，其缺乏可能导致多种先天性畸形。

母亲在孕期患有疾病也会增加胎儿患唇腭裂的风险。糖尿病、肥胖等慢性疾病，感染（如风疹）等急性感染都可能通过影响胚胎期

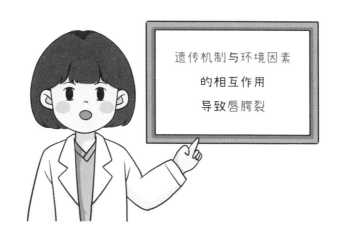

遗传机制与环境因素
的相互作用
导致唇腭裂

的发育过程，增加唇腭裂的发生概率。由于疾病的存在，某些药物（如抗癫痫药、抗癌药物）在怀孕期间的使用也可能干扰胎儿的正常发育过程，导致面部结构未能正确融合。

预防唇腭裂的发生，关键在于综合管理遗传和环境风险。对于有家族病史的家庭，遗传咨询是评估风险和采取预防措施的重要手段。通过基因检测，可以识别出潜在的致病基因变异，为孕前和孕期管理提供科学依据。在环境因素的管理方面，孕妇应避免吸烟、饮酒，合理使用药物，并保持均衡的营养摄入。特别是叶酸的补充，对于预防唇腭裂和其他神经管缺陷至关重要。定期的产前检查和随访也有助于早期发现和干预潜在的发育问题。

（张　晋　周　佳）

避免唇腭裂，产前筛查不可少

　　唇腭裂，这一常见的先天性面部畸形，不仅给患儿及其家庭带来巨大的心理压力和经济负担，还严重影响了患儿的日常生活和未来发展。随着医学技术的进步，唇腭裂的产前筛查已成为可能，为家庭提供了早期发现和干预的机会。下面我们将深入介绍唇腭裂产前筛查的相关知识，帮助广大准父母了解这一重要环节，共同守护宝宝的健康未来。

▶ 唇腭裂产前筛查的重要性

　　唇腭裂产前筛查能够早期发现胎儿是否存在唇腭裂等先天性畸形，为家庭提供决策依据。对于确诊的唇腭裂胎儿，家庭可以根据实际情况选择继续妊娠或终止妊娠，从而避免不必要的痛苦和负担。同时，对于决定继续妊娠的家庭，产前筛查还可以为后续的治疗和护理提供重要的参考信息，帮助患儿尽早接受专业治疗，改善预后。

▶ 唇腭裂产前筛查的方法

　　唇腭裂产前筛查的方法多种多样，主要包括超声检查、血液检查以及无创性产前基因检测等。这些方法各有优缺点，适用于不同的筛查阶段和情况。

　　1. 超声检查

　　（1）二维彩超：二维彩超是产前检查中最常用的方法之一，也是唇腭裂筛查的基础。通过二维彩超，医生可以观察到胎儿的面部结构，包括嘴唇和腭部。然而，由于二维彩超的成像质量有限，唇腭裂轻微或胎儿位置不佳时，可能难以准确判断。

　　（2）三维彩超与四维彩超：随着医疗技术的进步，三维彩超和四维彩超逐渐应用于产前筛查中。这些技术通过多角度、多平面的成像方式，能够更清晰地展示胎儿

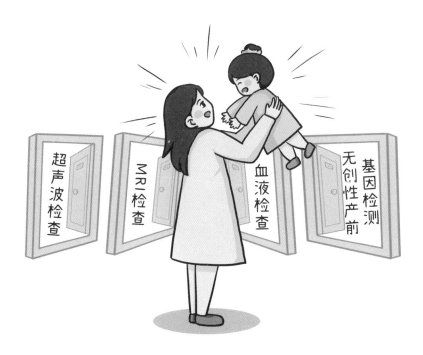

的面部结构，提高唇腭裂的检出率。特别是四维彩超，能够实时观察胎儿的动态变化，为医生提供更全面的诊断信息。

筛查时间：通常在孕中期（孕 20 ～ 24 周）进行四维彩超检查，此时胎儿的面部结构已经发育较为完善，筛查结果较为准确。

注意事项：胎儿在宫内的位置和姿势可能发生变化，且超声检查的准确性受到多种因素（如设备性能、操作者技术等）的影响，因此筛查结果并非百分之百准确。孕妇需要了解筛查的局限性，并在医生的指导下进行决策。

2. MRI 检查

MRI 作为一种先进的医学影像技术，能够在不暴露于电离辐射的情况下，提供胎儿内部结构的详细图像。MRI 通常是在超声检查（如四维彩超）无法清晰显示或存在疑问时进行的。医生会根据孕妇的具体情况（如胎儿位置、面部结构复杂性等）来决定是否需要进行 MRI 检查。如果 MRI 检查确认胎儿存在唇腭裂等先天性畸形，医生将与孕妇及其家属进行详细的讨论，制定合适的治疗和护理计划。

MRI 检查有如下优势。

（1）高分辨率成像：MRI 能够提供比超声波更清晰的图像，特别是在软组织成像方面。这有助于医生更准确地观察胎儿的面部细节，包括唇部和腭部的形态。

（2）多平面成像：MRI 可以从多个角度和层面进行成像，为医生提供全方位的胎儿面部结构信息。这有助于医生更全面地评估胎儿的面部发育情况。

（3）无辐射性：与 X 线等放射性检查不同，MRI 不产生电离辐射，对孕妇和胎儿都是安全的。因此，它可以在孕期多次进行而不会对胎儿造成潜在危害。

3. 血液检查

血液检查是唇腭裂产前筛查的辅助手段之一。通过检测孕妇血液中的某些特定基因或标志物，可以评估胎儿发生唇腭裂的风险。然而，需要注意的是，血液检查并不能直接确诊唇腭裂，其结果需要结合其他临床信息进行综合判断。

常见的血液检查项目包括唐氏筛查、无创 DNA 产前检测等。这些检查方法通过检测孕妇血液中的特定物质或基因片段，来评估胎儿是否存在染色体异常或遗传性疾病的风险。虽然这些检查方法对于唇腭裂的筛查作用有限，但它们可以提供有关胎儿整体健康状况的更多信息。

4. 无创性产前基因检测

无创性产前基因检测是一种新兴的产前筛查技术，具有准确率高、无创伤等优点。该技术通过采集孕妇外周血中的胎儿游离 DNA 进行测序分析，可以检测出胎儿是否存在某些遗传性疾病的风险，包括唇腭裂等。然而，需要注意的是，无创性产前基因检测并非所有医院都能开展，且其费用相对较高。此外，该技术的准确性和可靠性还需要进一步的临床验证和评估。

▶ 唇腭裂产前筛查的注意事项

在进行唇腭裂产前筛查时，需要注意以下几点。

（1）选择合适的时间：唇腭裂产前筛查的最佳时间一般为孕中期（孕 20～24 周）。此时胎儿的面部结构已经发育较为完善，筛查结果较为准确。

（2）**选择正规的医疗机构**：唇腭裂产前筛查需要专业的医疗设备和操作人员，因此建议孕妇选择正规的医疗机构进行筛查。在选择医疗机构时，可以了解该机构的设备性能、操作人员的技术水平以及筛查经验等方面的信息。

（3）**了解筛查的局限性**：任何产前筛查方法都不能保证百分之百的准确性。因此，孕妇需要了解筛查的局限性，并在医生的指导下进行决策。对于筛查结果不确定或存在疑问的情况，可以咨询专业医生或进行进一步的检查以明确诊断。

（4）**保持积极的心态**：即使筛查结果显示胎儿存在唇腭裂等风险，孕妇也应保持积极的心态。唇腭裂并非不治之症，通过及时、有效地治疗和护理，患儿可以恢复正常的面部功能和外观。因此，孕妇应积极配合医生的治疗建议，为胎儿的健康未来做好准备。

唇腭裂产前筛查是预防唇腭裂、保障胎儿健康的重要措施之一。通过科学的筛查方法、合理的预防措施和及时的治疗干预，可以有效降低唇腭裂的发生率，改善患儿的预后，为他们创造一个更加美好的未来。让我们携手努力，共同守护每一个宝宝的健康成长！

（程心苇　周　佳）

唇腭裂患儿喂养指南

唇腭裂是一种常见的先天性颅面畸形，显著影响新生儿的喂养和营养摄入。我们在照护唇腭裂患儿时，需特别关注其喂养问题，确保患儿获得充足的营养，促进其健康成长。下面将详细介绍唇腭裂患儿的喂养技巧、常见问题及解决方法，为家长和护理人员提供专业指导。

▶ 唇腭裂的类型

（1）**单侧唇裂**：一侧上唇出现裂隙。

（2）**双侧唇裂**：双侧上唇均有裂隙。

（3）**唇腭裂**：同时伴有上唇和腭部裂隙。

（4）**腭裂**：仅腭部出现裂隙，可能涉及硬腭、软腭或两者同时出现不完全发育或裂开。

唇腭裂不仅影响外观，还会对患儿的喂养、语言发展和听力造成影响。早期干预和护理尤为重要。

▶ 唇腭裂患儿的喂养难题

唇腭裂患儿在喂养过程中面临许多挑战。

（1）**吸吮困难**：由于裂隙的存在，患儿可能无法形成有效的吸吮真空，导致奶水吸入困难。

（2）**鼻奶反流**：裂隙使口腔与鼻腔相通，导致奶水容易从鼻腔流出。

（3）**呛咳和窒息风险**：奶水容易进入呼吸道，增加呛咳和窒息的风险。

（4）**体重增长缓慢**：由于喂养困难，患儿可能无法摄入足够的营养，导致体重增长不达标。

▶ 唇腭裂患儿喂养技巧

1. 选择合适的奶瓶和奶嘴

使用专门设计的唇腭裂奶瓶和奶嘴，这些奶瓶通常具有柔软的奶嘴和可调节的流速，帮助患儿更容易吸吮。一些奶瓶配有阀门，一般地说，Y形或十字形的奶嘴开口较为合适，因为这种开口在受到压迫时才会打开，可以减少婴儿呛奶的风险。

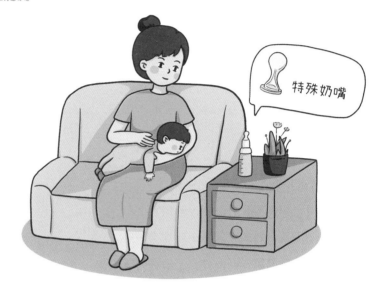

特殊奶嘴

2. 正确放置奶嘴

奶嘴应朝向婴儿的完整唇侧或上腭方向放置，避免朝向裂开处，以减少对鼻中隔或鼻腔黏膜的摩擦和损伤。

3. 喂养姿势的调整

将患儿抱在半直立或直立的位置喂奶，有助于减少奶水反流和呛咳的风险。确保患儿头部略微前倾，避免奶水进入鼻腔。

4. 喂奶速度的控制

喂奶时保持慢速，给患儿足够的时间吸吮和吞咽。喂奶过程中可以多次暂停，让患儿休息和喘气，减少呛咳的风险。

5. 定期拍嗝

喂奶过程中和喂奶后要定期给患儿拍嗝，防止过多空气进入胃部导致不适和吐奶。

6.喂养后护理

喂养后保持患儿直立至少 20～30 分钟，帮助奶水顺利进入胃部，减少反流的发生。定期清洁患儿口腔和鼻腔，防止奶水残留引发感染。

▶ 常见问题及解决方法

1.吸吮力不足

使用带有辅助挤压功能的奶瓶，帮助患儿更容易获取奶水。练习口腔肌肉的力量和协调性，可使用口腔训练器或依照专业治疗师的指导进行。

母乳喂养时，母亲可以用手指轻轻按住患儿的唇裂缝隙处，帮助患儿更好地吸吮乳汁。可以使用吸奶器将母乳吸出，再注入奶瓶进行喂养。

2.奶水反流

喂奶时保持直立姿势，并选择合适的奶瓶和奶嘴，减少反流的发生。喂奶后保持直立姿势，避免立即平卧。

3.体重增长缓慢

定期监测患儿的体重和生长情况，确保喂养量和频率符合医嘱。在医生或营养师的指导下，补充必要的营养素。

4.呛咳和窒息

喂奶时保持警惕，时刻观察患儿的呼吸情况，一旦出现呛咳，立即停止喂奶并让患儿休息。使用防呛奶瓶，并调整喂奶姿势和速度。

5.心理支持与家庭教育

除了物理上的喂养技巧，心理支持和家庭教育同样重要。家长在照顾唇腭裂患儿时，常常面临心理压力和焦虑。因此，定期地参加教育与培训显得格外重要，提高护理技能。加入护患互助小组，与医疗团队保持联系，寻求全面的医疗和康复支持。

▶ 具体喂养指南

以下是针对唇腭裂患儿的具体喂养指南。

1. 新生儿期（0～6 个月）

喂养频率和量：每 2～3 小时喂奶一次，每次喂奶量根据医生建议调整。

注意观察患儿的体重增长和尿布湿度，以评估喂养效果。

2. 婴儿期（6～12 个月）

引入辅食：在医生指导下逐步引入辅食，选择容易咀嚼和吞咽的食物。

注意食物的温度和质地，避免过热或过硬的食物。

继续使用专用奶瓶和奶嘴，逐步训练患儿使用普通奶瓶和杯子。

鼓励患儿自己拿食物，提高自主进食能力。

3. 幼儿期（1～3 岁）

多样化饮食：提供多样化的食物，确保均衡营养摄入。

注意观察患儿的饮食习惯和偏好，及时调整饮食结构。

喂养自主：鼓励患儿自主进食，提高独立性。

定期监测患儿的生长发育情况，确保营养摄入充足。

唇腭裂患儿的喂养需要特别的关注和技巧。通过选择合适的喂养工具、调整喂养姿势和速度，以及提供心理支持和家庭教育，可以帮助患儿顺利进食，获得充足的营养，促进其健康成长。我们会尽最大努力为唇腭裂患儿及其家庭提供专业的护理和支持，共同面对这一挑战，迎接未来的希望。

（陆亭宇　胡佳骅）

科学修复，弥补"上天之吻"缺憾

传说中，有一群小天使，上天太喜爱他们，于是在其嘴唇上留下了吻痕，而这吻痕便成了这群小天使与众不同的标志，他们就是唇腭裂患儿。出生时嘴唇和腭部可能同时裂开，也可能是唇部或腭部裂开。唇腭裂，这一常见的先天性面部畸形，不仅影响着患儿的外貌，更对其发音、进食乃至心理健康造成深远影响。幸运的是，随着医疗技术的飞速发展，唇腭裂序列治疗已成为一种科学、系统且高效的治疗方法，可以帮助患儿恢复正常的面部功能和外观，重拾自信微笑。下面将深入探讨唇腭裂序列治疗的相关知识，详细阐述其治疗过程、重要性和多学科协作的必要性。

▶ 唇腭裂序列治疗概述

唇腭裂序列治疗，是一种针对唇腭裂患儿制定的全面、系统的治疗计划。它不仅仅关注于唇部和腭部的修复，更重视患儿的整体发育、功能恢复及心理健康。这种治疗方法强调在患儿的不同生长阶段，采取针对性的治疗措施，以达到最佳的治疗效果。

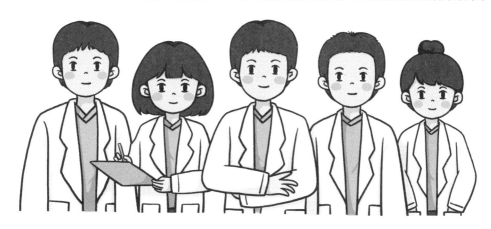

▶ **唇腭裂序列治疗的重要性**

唇腭裂不仅影响患儿的容貌，还可能导致发音障碍、吮吸困难、呼吸不畅等一系列问题。这些问题不仅影响患儿的日常生活，还可能对其心理发展产生负面影响。因此，唇腭裂序列治疗的重要性不言而喻。通过及时、有效地治疗，可以显著改善患儿的生活质量，促进其健康成长。

▶ **唇腭裂序列治疗过程**

唇腭裂序列治疗是一个复杂而系统的过程，需要多学科团队的通力合作。以下是一个典型的治疗过程概述。

1. 初步评估与多学科团队协作

治疗开始前，患儿需接受全面的初步评估，包括面部畸形的程度、生长发育状况、营养状况以及心理状态等。这一步骤通常由整形外科医生、口腔正畸科医生、耳鼻喉科医生、儿科医生、语言病理学家、心理学家等多学科团队共同完成。通过多学科协作，制定个性化的治疗方案，确保治疗的全面性和有效性。

2. 唇裂修复手术

唇裂修复手术是唇腭裂序列治疗的第一步，通常在患儿出生后 3～6 个月进行。手术的主要目的是关闭唇部的裂隙，恢复上唇的正常形态和功能。手术过程中，医生会采用精细的缝合技术，力求减少瘢痕形成。术后，患儿需要接受一段时间的密切观察和护理，以确保伤口愈合良好。

3. 腭裂修复手术

对于伴有腭裂的患儿，腭裂修复手术通常在出生后 0.5～2 岁进行。手术的主要目的是关闭腭部的裂隙，恢复口腔的正常结构和功能。与唇裂修复手术相比，腭裂修复手术更为复杂，需要更精细的手术技巧和更长的恢复期。术后，患儿需要接受语音评估和训练，以改善发音和吞咽功能。

4. 语音评估与训练

语音评估与训练是唇腭裂序列治疗中不可或缺的一环。由于腭裂可能导致发音障碍，患儿在手术后需要进行专业的语音评估。评估结果将指导后续的语音训练计划。语音训练师会根据患儿的具体情况制定个性化的训练方案，帮助患儿逐步改善发音问题。训练过程中，家长和患儿的积极配合对于提高训练效果至关重要。

5. 口腔正畸治疗

唇腭裂患儿常伴有牙齿排列不齐、反𬌗等问题。这些问题不仅影响面部美观，还可能影响患儿的咀嚼和发音功能。因此，在患儿的生长发育过程中，需要定期进行口腔正畸治疗。正畸治疗可以纠正牙齿排列问题，促进颌骨的正常发育，从而改善患儿的面部外观和功能。

6. 心理支持与干预

唇腭裂患儿在成长过程中可能面临来自社会的偏见和歧视，这对他们的心理健康产生了极大的压力。因此，心理支持与干预在唇腭裂序列治疗中同样重要。心理医生会定期与患儿及其家长沟通，了解他们的心理需求，提供必要的心理支持和干预措施。

▶ 多学科协作的必要性

唇腭裂序列治疗是一个多学科协作的过程，需要整形外科医生、口腔正畸科医生、耳鼻喉科医生、儿科医生、语言病理学家、心理学家等多个学科的专家共同参与。每个学科专家都扮演着不可或缺的角色，他们通过相互协作，共同制定治疗方案，确保患儿得到全面、有效的治疗。

（1）**整形外科医生**：负责唇部和腭部的修复手术，确保手术效果达到预期。

（2）**口腔正畸科医生**：负责牙齿排列和颌骨发育的矫正治疗，改善患儿的面部外观和功能。

（3）**耳鼻喉科医生**：关注患儿的呼吸和听力问题，确保手术过程中和手术后的呼吸通畅和听力正常。

（4）**儿科医生**：关注患儿的整体生长发育情况，提供必要的医疗支持和指导。

（5）**语言病理学家**：负责语音评估和训练工作，帮助患儿改善发音问题。

（6）**心理学家**：提供心理支持和干预措施，帮助患儿建立自信心和积极的生活态度。

▶ 治疗效果与展望

经过唇腭裂序列治疗的患儿，其面部外观和功能可以得到显著改善。大部分患儿可以恢复正常的发音和吞咽功能，减少上呼吸道感染和中耳炎等并发症的发生。同时，随着医学技术的不断进步和治疗方法的不断完善，唇腭裂的治疗效果也将越来越好。然而，唇腭裂序列治疗仍然面临一些挑战。例如，部分患儿可能存在复杂的畸形和并发症，需要更加精细化和个性化的治疗方案。此外，治疗过程中的心理支持和干预也是不可忽视的重要环节，需要医护人员、家庭成员以及社会各界的共同努力。

▶ 家庭与社会支持的重要性

在唇腭裂序列治疗的过程中，家庭的支持和关爱对患儿来说至关重要。家长不仅是患儿最亲近的人，也是他们最坚实的后盾。家长需要积极参与治疗过程，了解治疗方案和护理要点，为患儿提供全方位的照顾和支持。同时，家长还应该鼓励患儿勇敢面对挑战，树立自信心和积极的生活态度。

社会支持同样不可或缺。唇腭裂患儿在成长过程中可能会遇到来自社会的偏见和歧视，这对他们的心理健康产生了极大的负面影响。因此，社会各界应该加强对唇腭裂知识的宣传和普及，提高公众对唇腭裂患儿的关注和理解。同时，医疗机构、慈善组织等也应该为唇腭裂患儿提供更多的医疗援助和心理支持，帮助他们顺利渡过难关。

总之，唇腭裂序列治疗是一项复杂而系统的工程，需要多学科团队的通力合作和家庭成员及社会各界的共同努力。我们相信，在不久的将来，随着医学技术的不断进步和社会关注度的不断提升，唇腭裂患儿将能够享受到更加优质、全面的治疗服务，迎来更加美好的明天。

（周　佳）

唇腭裂语音治疗科普须知

唇腭裂是一种常见的先天性畸形，不仅影响面部外观，还可能导致语音问题。由于上唇和腭部的裂隙，患儿在发音时可能出现鼻音过重、发音不清、声音嘶哑等问题。语音治疗是唇腭裂患儿康复过程中至关重要的一环，能够显著改善其语音质量，提高交流能力。下面我们将详细介绍唇腭裂语音治疗的目标、时机、方法、周期等知识。

▶ 唇腭裂对语音的影响

唇腭裂对语音的影响主要体现在以下几个方面。

（1）**鼻音过重**：由于腭部裂隙，气流在发音时无法完全通过口腔，而是部分通过鼻腔，导致鼻音过重。

（2）**发音不清**：唇腭裂患儿可能无法准确地发出某些辅音，如 /p/、/b/、/t/、/d/ 等。

（3）**声音嘶哑**：部分唇腭裂患儿在发音时会过度用力，导致声带受损，出现声音嘶哑的问题。

（4）**共鸣异常**：腭部结构异常可能导致声音共鸣不正常，影响语音的自然流畅。

▶ 语音治疗的目标

语音治疗的主要目标是帮助唇腭裂患儿提高发音清晰度、纠正发音错误、改善鼻音问题，最终实现正常的语音交流。具体目标如下。

（1）**改善鼻音共鸣**：通过训练，提高腭咽闭合功能，减少鼻音过重的问题。

（2）**纠正发音错误**：通过发音练习，帮助患儿掌握正确的发音方法，尤其是难发的辅音。

（3）提高语音清晰度：通过系统的语音训练，使患儿的语音更加清晰、流畅。

▶ 语音治疗的时机和准备

语音治疗的时机因个体差异而异，但通常建议在唇腭裂修复手术后尽早开始。一般地说，手术后约 6 个月即可开始进行初步的语音评估和治疗。早期干预能够帮助患儿尽早纠正发音错误，避免形成固定的错误发音模式。

术前准备如下。

（1）医疗评估：治疗前需要进行全面的医疗评估，包括耳鼻喉科检查和听力测试，以排除其他可能影响语音的健康问题。

（2）心理准备：家长应帮助孩子建立积极的态度，消除对治疗的恐惧和紧张，增加孩子的信心。

（3）环境准备：家庭应创造一个安静、无干扰的练习环境，帮助孩子专注于语音训练。

▶ 语音治疗的方法

唇腭裂语音治疗的方法多种多样，通常由专业的语音治疗师根据患儿的具体情况制定个性化的治疗方案。以下是一些常见的治疗方法。

（1）腭咽闭合训练：通过特定的发音练习，如发出长音 /ɑ/、/i/ 等，训练患儿的腭咽闭合功能，减少鼻音共鸣。

（2）辅音发音训练：针对患儿容易出错的辅音，如 /p/、/b/、/t/、/d/ 等，进行反复的发音练习，帮助患儿掌握正确的发音方法。

（3）呼吸控制训练：教导患儿如何正确地呼吸，以便在发音时能够更好地控制气流，避免用力过度导致声带受损。

（4）共鸣调整训练：通过口腔共鸣和鼻腔共鸣的练习，帮助患儿找到适合的发音共鸣点，提高语音质量。

（5）听觉反馈训练：利用录音设备，让患儿听取自己的发音，并与正常发音进行比较，帮助其发现并纠正发音错误。

▶ 语音治疗的周期

语音治疗是一个长期的过程，治疗周期因个体情况而异。通常情况下，患儿每周需要进行 1～2 次语音治疗，每次治疗时间为 30～60 分钟。治疗周期可能持续数月甚至数年，具体取决于患儿的进展情况和治疗目标。

▶ 其他辅助治疗

除了语音治疗，唇腭裂患儿可能还需要其他辅助治疗以提高整体康复效果：

（1）**听力治疗**：唇腭裂患儿常伴有听力问题，需要定期进行听力评估和治疗，以确保听力正常。

（2）**心理支持**：唇腭裂患儿及其家庭可能面临心理压力，心理咨询和支持对其康复至关重要。

（3）**口腔矫正**：部分患儿可能需要进行牙齿矫正，以改善口腔结构，促进正常发音。

（4）**营养支持**：合理的营养支持有助于患儿的整体健康和恢复，应在专业营养师的指导下进行。

▶ 家庭参与的重要性

家庭在唇腭裂语音治疗中起着至关重要的作用。家长的支持和积极参与能够显著提高治疗效果。以下是家长们可做事项。

（1）**积极配合治疗师**：家长应定期带孩子进行语音治疗，并按照治疗师的建议，在家中进行相应的发音练习。

（2）**创造良好的语言环境**：家长应尽量多与孩子交流，鼓励孩子多说话，营造一个语言丰富的环境。

（3）**提供积极的反馈**：家长应及时给予孩子积极的反馈和鼓励，帮助其树立信心，持续改进语音。

▶ 语音治疗的评估与调整

语音治疗是一个长期的过程，需要不断进行评估与调整。治疗师会定期对患儿的语音进行评估，了解其进展情况，并根据需要调整治疗方案。以下是一些评估的内容。

（1）**语音清晰度**：通过听取和记录患儿的发音，评估其语音清晰度的变化。

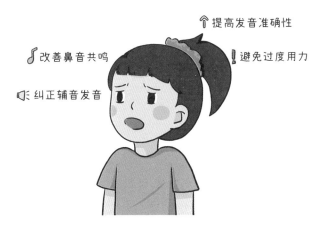

（2）**鼻音共鸣**：通过鼻音计等设备，评估患儿的鼻音共鸣情况。

（3）**发音准确性**：通过发音测试，评估患儿对各种辅音的掌握情况。

（4）**呼吸控制**：通过观察和记录，评估患儿的呼吸控制能力。

▶ 语音治疗的长期效果

通过系统的语音治疗，大多数唇腭裂患儿能够显著改善其语音问题，达到正常或接近正常的语音水平。然而，由于个体差异，部分患儿可能需要进行长期甚至终身的语音治疗。家长和患儿应保持耐心和积极态度，持续努力。

唇腭裂语音治疗是一个复杂而细致的过程，需要语音治疗师、家长和患儿的共同努力。通过早期干预、系统训练和积极参与，大多数患儿能够显著改善其语音问题，提高交流能力，重获自信。

对于患儿家庭来说，了解唇腭裂语音治疗的全过程，积极参与治疗，并给予患儿足够的支持和鼓励，是确保治疗成功的关键。希望本文能为唇腭裂患儿家庭提供有价值的信息和支持，共同迎接美好的未来。

（毛曦媛　王　健）

唇裂一期治疗，重拾信心

　　唇裂，俗称兔唇，是一种常见的先天性畸形，指上唇部分或全部缺损，通常伴随鼻部形态异常。唇裂不仅影响外观，还可能导致喂养困难、语言发育障碍等问题。对于唇裂患者而言，早期手术修复是至关重要的。接下来我们将全面介绍唇裂的一期治疗，包括手术时机、方法、术前准备、术后护理等。

▶ 什么是唇裂

　　唇裂是由于胚胎发育过程中，面部结构未能正常融合而导致的先天性缺陷。根据裂隙的严重程度，唇裂可以分为单侧唇裂、双侧唇裂以及伴随腭裂的综合症状。唇裂的发生原因复杂，既有遗传因素，也有环境因素的影响。

▶ 唇裂一期治疗的意义

　　唇裂一期治疗通常是指在婴儿时期进行的初次修复手术。这一阶段的治疗目的是恢复上唇的正常解剖结构和功能，改善外观，为后续的言语和牙齿发育奠定基础。早期的修复不仅可以改善患儿的生理功能，还能增强家长的信心，减轻心理压力。

▶ 手术时机的选择

　　手术时机的选择需要综合考虑患儿的年龄、身体状况和裂隙的严重程度。一般而言，唇裂修复手术宜在婴儿 3～6 个月大时进行。这一时期，婴儿的身体相对较强壮，能够承受手术的应激反应，同时面部组织的可塑性较强，有利于术后的愈合和形态恢复。

▶ 手术方法

目前，唇裂修复手术的方法多种多样，常用的方法包括 Millard 旋转推进法、Tennison–Randall 法和 Fisher 法等。不同的方法各有优缺点，具体选择需根据患儿的具体情况以及手术医生的经验来决定。

（1）Millard 旋转推进法：这是目前应用最广泛的一种方法，通过旋转和推进裂隙两侧的组织，实现上唇的重建。这种方法的优点是手术创伤小，术后瘢痕隐蔽。

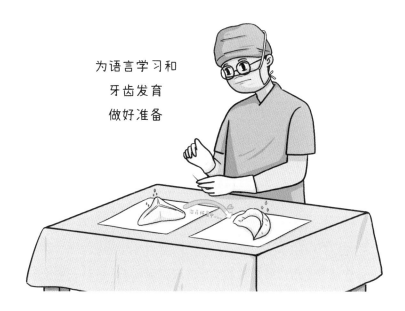

为语言学习和
牙齿发育
做好准备

（2）Tennison–Randall 法：此方法通过三角瓣的设计，使裂隙两侧的组织能够较为自然地拼接在一起。适用于裂隙较宽的患者，但术后瘢痕可能较为明显。

（3）Fisher 法：这种方法主要针对唇裂伴随鼻畸形的患者，通过精细的组织处理，达到同时修复上唇和鼻部的目的。

▶ 术前准备

术前准备包括一系列的检查和评估，以确保手术的顺利进行和术后恢复的良好。

以下是常见的术前准备工作。

（1）**全面体检**：包括血常规、凝血功能、心电图等，以评估患儿的整体健康状况，确保能够安全接受手术。

（2）**营养评估**：由于唇裂患儿可能存在喂养困难，术前需评估其营养状况，必要时进行营养支持，确保患儿处于最佳身体状态。

（3）**心理准备**：家长的心理准备同样重要，医生应与家长充分沟通，解释手术过程、风险和预期效果，减轻家长的焦虑。

▶ 术后护理

术后护理是确保手术效果的重要环节，需要家长和医护人员的密切配合。以下是一些术后护理的要点。

（1）**伤口护理**：保持伤口清洁，防止感染。术后早期应避免患儿触碰伤口，遵医嘱使用抗生素软膏或消毒液。

（2）**喂养管理**：由于术后上唇的疼痛和肿胀，患儿可能会出现喂养困难。家长需根据医生建议选择适当的喂养方式，如使用软勺或特制奶瓶。

（3）**观察症状**：密切观察患儿的情况，如出现发热、伤口红肿、分泌物异常等，应及时就医。

（4）**康复训练**：术后需进行适当的康复训练，如唇部按摩、发音练习等，帮助患儿恢复正常的面部功能和语言能力。

▶ 术后随访

唇裂修复手术后，需定期进行随访，以评估手术效果和患儿的生长发育情况。一般地说，术后第 1 个月、第 3 个月、第 6 个月和第 12 个月需进行复诊，之后根据具体情况安排随访频率。随访过程中，医生会评估伤口愈合情况、面部形态和功能恢复情况，以及是否需要进行二期修复手术。

▶ **家长的角色**

家长在唇裂患儿的治疗和康复过程中扮演着重要的角色。他们不仅需要配合医生进行术前准备和术后护理，还需关注患儿的心理健康，给予充分的关爱和支持。唇裂患儿由于外观上的差异，可能会面临自卑、社交困难等问题，家长应积极引导，帮助他们建立自信。

随着医疗技术的不断进步，唇裂的治疗效果也在不断提升。新的手术方法、先进的术后护理技术和多学科的综合治疗模式，为唇裂患儿提供了更好的康复机会。未来，随着基因研究的深入，唇裂的预防和治疗有望取得更加显著的突破。

唇裂作为一种常见的先天性畸形，虽然给患儿和家庭带来了挑战，但科学的治疗和细致的护理，可以显著改善患者的生活质量。唇裂一期治疗是关键的一步，它不仅关系到患儿的外观和功能恢复，更关系到他们的未来生活。希望通过这些介绍，能够帮助大家更好地了解唇裂及其治疗，给予唇裂患儿更多的关爱和支持。

（乔丛蓁　毛曦媛　周　佳　王　健）

唇裂二期修复，效果显著

诊室内有位妈妈带着刚出生的宝宝来到整形外科就医，宝宝左侧上唇裂开。医生诊察后发现：宝宝左侧上唇红唇、白唇部分皮肤裂开，鼻底未裂开；左侧鼻翼外侧角向外侧移位，鼻小柱向右侧偏斜，左侧鼻翼塌陷；牙槽、腭部未裂开。宝宝诊断为单纯性左侧不完全性唇裂。

医生为宝宝制定了治疗方案。首先，进行心脏彩超检查，排除心脏疾病；其次，科学喂养，宝宝体重、月龄达标后进行唇裂一期修复术；学龄前进行唇裂二期修复；成年后进行鼻畸形矫正术。听完医生的治疗方案介绍，宝妈十分不解，现在修复技术这么先进，为什么唇裂还需要二期修复？

了解到宝妈的疑惑，医生做出了详细的解释。

▶ 宝宝唇裂一期修复术后为什么要进行二期修复

唇裂一期修复手术时宝宝年龄尚小，唇部结构细微，容易出现细微的错位，需要再次手术修复。宝宝3～6个月龄时，身体条件能够达到全麻手术的要求，同时考虑到爸爸妈妈的心理压力，医疗指南选定3～6个月龄为唇裂宝宝一期修复的时机。但这个年龄的宝宝体型小，唇部的各亚单位结构细微，对医生手术技术要求高。现在很多整形外科医生常常在显微镜下为唇裂宝宝进行一期修复手术，即便如此也无法完全避免细微的组织错位。出现这种情况是需要进行唇裂二期修复治疗。

唇裂一期修复时宝宝月龄小，术后护理不便，容易诱发相应的畸形，需要再次手术修复。一期修复术后的宝宝，常有吸吮习惯，术后疼痛引起的哭闹，也会对唇部手术创口造成拉扯，还有部分患儿术后唇部不慎发生碰撞，这些容易引起较严重的瘢痕，术后效果的不理想，需要再次手术修复。这类问题可以通过术前的喂养训练，和术后的合理护理尽量避免。

唇裂一期修复术后，宝宝在唇部的不断发育的过程中会出现新的问题，这类问题被统称为唇裂继发畸形，需要二期手术修复。唇裂一期修复手术常常在宝宝幼儿时期进行，随着宝宝的不断长大，唇部也在不断地发育。在发育过程中，有的部分发育得较快，有的部分发育得较慢。此外，唇裂引起的肌力不均衡导致两侧唇部发育的不平衡等。唇裂患儿一期修复术后，容易出现唇峰过高，口哨畸形，患侧唇肥厚、下垂等问题，这类问题统称为唇裂术后继发畸形。唇裂术后继发畸形在唇裂宝宝中很常见，大部分宝宝都需要唇裂二期修复治疗，因而在唇裂序列治疗中明确列出了唇裂二期修复的内容。

随着唇裂修复技术的不断改进，目前的唇裂修复技术较早期的修复水平有大幅提高，二期修复手术可以获得更好的修复效果。唇裂修复手术已有 100 年的历史，其间修复方法不断改进，现阶段唇裂一期修复已能够取得良好的效果。如将切口线隐藏在轮廓线内，各肌肉亚单位的重建。因此，更为早期的手术患者，可以通过再次手术修复获得更好的修复效果。

唇裂常规序列治疗

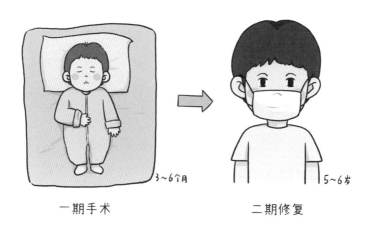

一期手术　　　　　　　　　二期修复

▶ **唇裂二期修复手术时机是什么时候**

唇裂二期修复手术在唇部发育过程都可以实施。考虑到患儿成长环境的变化，指南推荐学龄前进行一次二期修复手术。5～6岁，患儿自我认知形成，对外貌的意义有所理解，是较好的手术时机；同时升入小学患儿会更换新的学习环境，有利于术后患儿自信心的建立。此外，在唇裂二期修复术后残留的小畸形仍可以再次手术进行修复，小的修复常常可以同其他修复内容同时进行，患儿成年以后是最常见的时机。

（周　佳）

篇五

告别先天性体表肿物

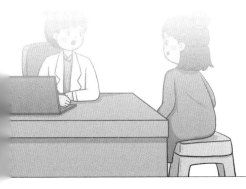

黑痣上为什么会有毛

我们每个人身上或多或少都有黑痣，痣的位置可能不同。此外，它们的外观也可能有区别，最明显的莫过于有的痣长毛，有的痣不长毛，关于这个问题，大家心存疑虑。

黑痣又称为黑色素细胞痣（melanocytic nevi），是人类的一种良性皮肤病变，他是由于我们的黑色素细胞（即分泌黑色素的细胞）异常增殖所形成的。而长毛的黑痣又称为黑毛痣，可伴有明显的毛发生长。

▶ 黑痣上为什么会长毛呢

我们需要了解皮肤与毛发之间的一大共同点：那就是皮肤和毛发的毛囊中都具有大量的黑色素细胞分布，黑色素细胞分泌的色素多少最终也决定了我们皮肤和毛发的颜色。

黑痣就是因为皮肤里黑色素细胞异常增殖，形成大量黑色素细胞，分泌了大量黑色素，才表现为褐色或黑色的外观。

如果大量黑色素细胞组成的巢，恰巧聚集在毛囊周围，就会分泌一些促进生长的物质，影响到毛囊里的黑色素细胞，导致毛发生长的特别旺盛；如若不聚集在毛囊周围、不影响毛发生长，就表现为痣上无毛或毛发短。

▶ 为什么痣上毛发比周围毛发长

注意观察我们可以发现，痣上的毛发好像比周围皮肤的毛发要长一些，这是什么原因呢？

其一，黑痣的黑色素细胞聚集在毛囊周围，进而影响毛囊黑色素细胞的行为，其二，黑痣里本身就具有大量的黑色素细胞，在各类刺激因素下，其分泌的生长因子、传达的生长相关信号，会激活毛囊内的各类细胞，最终促进毛发的生长。因此，有些黑痣的毛发会比周围正常皮肤的毛发长一些。

▶ 黑痣长毛会不会更容易癌变

目前没有任何研究表明黑痣毛发与恶变相关，国际上用来评估恶性黑色素瘤的标准主要还是 ABCDE 法则，分别为不对称性（asymmetry）、边缘不规则（border）、颜色不均一（color）、直径增大（diameter）、痣表型明显变化（evolution），并不包含毛发这一项。

此外，肢端（如手掌和脚掌）及口腔的黑色素细胞痣最容易恶变，然而这些地方因为没有毛囊，所以没有毛发。综上所述，黑痣长毛不是一个容易恶变的表现，请大家不需要过度担心。

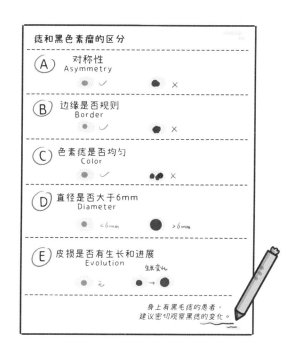

▶ 需要去医院处理吗

通常除了美容目的外，绝大部分的黑痣是可以不治疗的。但如果您的痣符合上述 ABCDE 法则，即形状不对称、边缘不规则、颜色不均一、痣的范围短时间内增大、表面突然隆起等等情况，请及时就医。

▶ 多大的痣可以称为巨痣

巨痣又称先天性巨大黑色素细胞痣，是出生时就存在的大面积黑变，病灶的成年预计直径不小于 20 cm 者就可以诊断。巨痣通常与儿童的躯体生长成比例增长，部分

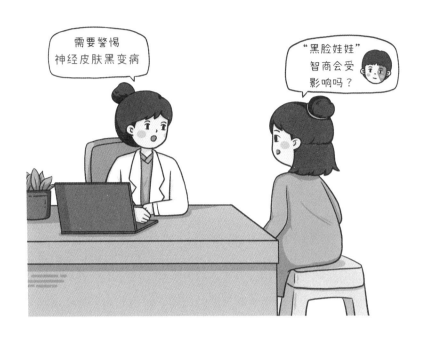

患者常伴有全身多处较小的黑痣病灶，这些被称为"卫星痣"，卫星痣可能在成年前每年不断新增。巨痣通常累及四肢、头面部、躯干，累及头面部的患者又俗称为"黑脸娃娃"。

▶ "黑脸娃娃"（头面部巨痣）对智商有影响吗

头面部的巨痣本身对智商、脑部发育没有影响，但是 2%～3% 的巨痣患者随着生长发育，可能会出现一种严重的并发症，叫做"神经皮肤黑变病"。这种并发症表现为：黑痣在脑部生长，引起神经系统的异常表现，可包括癫痫发作、头痛、嗜睡、头围迅速增大，以及身体、言语发育迟缓等，这类患者的智商将受到影响。

容易发生神经皮肤黑变病的巨痣人群主要有以下特点：① 主痣的病灶非常巨大（大于 60 cm）；② 全身各处具有多于 200 个的卫星痣；③ 巨痣累及几乎整个躯干；④ 全身多发中等大小的痣，但缺乏一个最大的主痣。符合以上 4 种表现的人群需要定期检查、监测孩子的情况。

我们建议是：如果您家孩子的巨痣病灶巨大（大于 60 厘米）且全身多发卫星痣，

若条件许可，每半年进行一次磁共振（MRI）的检查，以监测脑部和中枢神经系统是否有病灶生长；同时，特别注意孩子的发育情况、精神情况及是否发生癫痫等。若有任何异常，请及时就医。

▶ 神经皮肤黑变病会威胁患者的生命健康吗

神经皮肤黑变病是巨痣患者的严重并发症之一。一旦出现癫痫发作、头痛、嗜睡等症状，将有可能会危及患儿生命。虽然神经皮肤黑变病的发病率低，但根据统计，出现症状的神经皮肤黑变病患者，有 30% 的死亡率，因此，定期的 MRI 检查监测非常重要。

目前神经皮肤黑变病主要的治疗方法为脑内病灶切除手术，若早期发现、及时干预，通常能够控制疾病进展，但仍然有复发的风险。药物方面，神经皮肤黑变病仍然缺乏有效的药物治疗方法，是国际性的难题，相关的药物靶点仍然处于研究阶段，因此，定期的筛查十分重要。

（张寒瑞　魏伯轩　夏文政　昝　涛）

警惕身上的黑毛痣

电影《非诚勿扰 2》中孙红雷饰演的李香山脚背上有一颗黑痣，因为感觉疼痛前去就医，医生说黑痣已经恶变成黑色素瘤。影片中李香山说："这个病全世界拿它都没辙。""有黑痣的赶紧点了。""要警惕身上的黑痣。"

黑痣真的这么可怕吗？是不是真的就是一种绝症呢？孩子身上的黑痣是不是要尽早去除？什么样的黑痣容易恶变呢？每个人身上都多多少少有痣，相信大家有很多关于黑痣的疑问，还是来听听医生的权威解读吧。

▶ 什么是黑毛痣

黑毛痣，医学上称为"先天性黑色素细胞痣"，是一种由于黑色素细胞异常局部聚集而形成的良性肿瘤。先天性黑色素细胞痣一般是出生时就存在或出生后几周内出现，在新生儿中发病率大约为 1/20 000。黑毛痣经常生长在脸部、额头、颈部、胸部、下肢等全身各部位，可以是单个，也可以全身多处生长。黑毛痣有大有小，颜色多为褐色或者黑色，有的表面粗糙不平，有的上面生长毛发。有浓密毛发生长的又叫"兽皮痣"；如果黑毛痣面积特别大，直径超过 20 cm 或者占体表面积大于 2%，又叫"巨痣"；有的黑毛痣生长在眼皮周围，形似大熊猫的眼睛，所以又叫"熊猫痣"。

▶ 黑毛痣需要治疗吗

身上长了黑毛痣，很多患者和家长最关心的是是否会危害健康。国外文献资料显示，先天性黑色素细胞痣，终身恶变风险是 2% ～ 3%，而如果是"巨痣"，恶变风险就高达 10%。黑毛痣一旦恶变，会转化为"恶性黑色素瘤"，这是致死率非常高的一

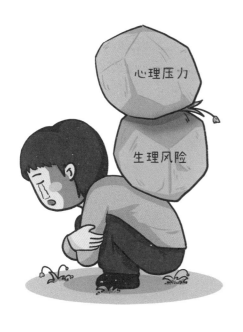

种恶性肿瘤类型，而且恶性黑色素瘤进展迅速，手术治疗需要切除大量的皮肤软组织，手术创伤大并且修复十分困难。近年，年仅 37 岁的歌手张恒远因"足底恶性黑色素瘤"治疗不及时去世的消息，让大众意识到这个疾病的凶险程度。另外，生长在脸上、四肢部位的黑毛痣还会影响容貌，造成患者自卑和社交障碍，导致小朋友经常出现不愿去幼儿园、怕被别人嘲笑等心理障碍。因此，医生建议，生长在颜面等暴露部位的黑毛痣，或者面积较大的黑毛痣，应该尽早接受治疗。

▶ **黑毛痣恶变一般有哪些表现**

如果是较小面积的黑毛痣，并不是一定要急着治疗，可以先观察。但是，一旦有以下情况，就说明有恶变的可能性，需要尽快就医。

1）反复摩擦的部位，如足底、掌心、嘴唇、睫毛根部、肛门生殖器等部位。

2）形态不规则、边界不清晰的、色素不均匀的黑毛痣。

3）生长迅速的黑毛痣。黑毛痣恶变往往会出现迅速增大或病变部位出现结节、破溃出血、突出皮面或出现溃疡、红肿疼痛等情况，因此如果出现这类现象，一定要尽早去医院活检或手术治疗。

对于身上有黑毛痣的患者，建议密切观察黑痣的变化，可以每半年拍摄一下黑痣的照片，如果有明显变化建议就医。观测的要点可以按照"ABCDE"几个方面来记忆。

▶ **黑毛痣有哪些治疗方法**

目前黑毛痣的治疗主要分为微创和手术治疗两大类。

1. 微创治疗

如果黑毛痣较小，一般小于 5 mm，可以尝试激光或冷冻治疗等微创治疗，但比较容易出现复发。若激光治疗后出现复发，不建议再次激光，需要手术治疗，否则容易刺激痣细胞出现恶变。如果深度较深或者大于 5 mm，不建议激光治疗，否则会遗留瘢痕。

2. 手术治疗

手术是目前黑毛痣治疗最彻底最可靠的方法。手术的方案需要根据黑毛痣的大小和部位决定，主要有以下几种。

（1）**直接切除缝合**：如果黑毛痣不大，可以通过一次或者分次切除，将周围组织直接拉拢缝合，手术切口为直线型，瘢痕不明显。

（2）**皮瓣转移**：如果黑毛痣较大，手术切除后创面无法关闭，需要利用局部或者远位皮瓣修复，这种情况下，医生会根据病变特征设计合适的手术方案，原则是减少组织损伤、减少瘢痕、不产生器官牵拉畸形。

（3）**扩张器治疗**：扩张器是一种可以逐渐增大的水囊，当黑毛痣周围正常皮肤不够的时候，可以通过在健康皮肤下面埋置扩张器，扩张健康皮肤的面积，从而切除更多的黑毛痣。特别是面部可用于覆盖创面的健康皮肤面积小，通过定制扩张器的埋置，可以实现对近乎面部一半面积黑毛痣的治疗。但由于扩张器需多次手术，扩张器埋置时间长，埋置期间需要减少活动、避免碰撞，治疗费用和风险相对较高，需要患者的密切配合方能完成治疗。

（4）**植皮治疗**：如果黑毛痣周围皮肤实在不足，或者扩张器治疗由于种种原因无法实现，则可以取身体其他部位的皮肤植皮覆盖黑毛痣创面。植皮治疗色泽往往不如皮瓣，特别是在颜面部容易与周围组织形成色差，而且供皮区瘢痕较大，治疗效果不如皮瓣和扩张器治疗。但在眼睑、耳朵等本身较薄的器官上效果较好。

▶ 黑毛痣手术会留疤吗，怎样让治疗效果更美观

任何手术都可能遗留瘢痕，但是目前的医疗手段已经可以让大多数瘢痕在社交距

离内看起来不明显。关于瘢痕的预防方法，通常需要医生和患者之间密切配合，在手术后长达半年的时间内对瘢痕进行持续干预，最终达到瘢痕最小化的效果。瘢痕预防的核心是减小切口周围张力和控制瘢痕炎症。因此，对于不同部位的手术刀口，可以选择减张器、压力套、硅凝胶药物治疗，对于增生倾向明显的部位，还可以运用糖皮质激素、肉毒毒素等注射治疗。有时候皮瓣的质地、瘢痕的色素和皮瓣的毛发会造成治疗部位不美观，可以通过激光治疗来改善，有时候皮瓣过于臃肿，可以通过修薄手术来治疗。总之，整形外科医生致力于通过各种手段，让患者达到功能与形态的最佳修复效果。

▶ 黑毛痣的治疗有什么风险

黑毛痣的手术一般只局限在皮肤层面，对皮层下的五官或脏器没有任何伤害，因此相比其他疾病，黑毛痣的治疗风险相对较小。但是，任何手术都会有一定风险存在，包括麻醉风险、切口感染、瘢痕明显等等。植入扩张器如果感染或者外露，面临着需要二期手术或者更换手术方案的风险。植皮治疗也有植皮坏死失败的风险。就算是激光治疗，也有复发和遗留瘢痕的风险。因此，任何治疗决策都需要在全面了解各种手术的优缺点之后谨慎选择。对于全身大面积黑毛痣的患者，目前没有全部切除病灶并完美覆盖创面的方法，国内外的医生也在不断探索新的治疗手段，相信在不久的将来一定会攻破该病的治疗瓶颈。

（金锐罗　旭　松）

"黑珍珠" 与健康的秘密对话

每个人身上都有不少大大小小的痣。日常生活中，我们提到的"痣"，通常指黑色素细胞痣，也被幽默地称为"黑珍珠"，是一种十分常见的良性皮肤疾病。大部分痣对人体没有任何危害，但一些特定部位的黑痣存在转化为皮肤黑色素瘤的风险，应该引起我们的重视。

▶ 什么情况下需要治疗

部分黑痣分布在面部或其他外露部位时有碍美观，有些病灶因面积过大、色泽过深、毛发生长等，严重影响患者的日常生活，则需要干预。一般情况下，除了美容目的，大部分的黑痣可以不治疗。

▶ 所谓的黑痣癌变是什么

皮肤黑色素瘤是黑色素细胞生长不受控制产生的一种恶性肿瘤，全球发病率在所有癌症中排名 12，约为 3.0/100 000，近年来呈现逐年上升的趋势，且预后较差。

然而，部分黑痣存在恶变的可能，约有 20% 的恶性黑色素瘤是在原先存在的黑痣基础上癌变而来的，故需要及时干预。

▶ 痣转变为黑色素瘤的风险较高部位

通常认为，黑痣转变为黑色素瘤风险较高的部位有：

1. 易受摩擦的部位

手掌、足底、外阴、肛门、生殖器、鼻咽、口腔、皮带区域等。在我国常见的黑色素瘤类型中，约 50% 分布于手、脚、指甲下等四肢末端皮肤。

2. 经常日晒的部位

紫外线照射过多也是色素痣癌变的重要因素。长在头、颈、背部等身体暴露部位的痣，因长期遭受阳光暴晒，也可能发生病变。

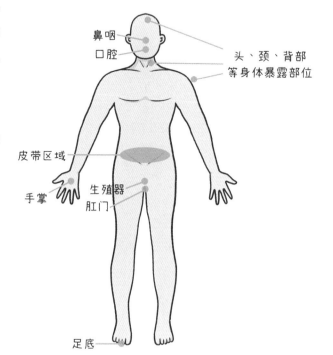

易摩擦的部位　　　经常日晒的部位

鼻咽
口腔
头、颈、背部
等身体暴露部位
皮带区域
手掌　　生殖器
　　　　肛门
足底

▶ 什么样的痣需要治疗呢

通常认为，以下黑痣是需要进行医疗干预的。

1）发展成黑色素瘤的痣。

2）面积过大、色泽过深、毛发生长等，严重影响患者的日常生活。

3）分布在面部或其他外露部位，有碍美观。

4）手掌、足跖、胡须区及外生殖器等易受摩擦部位，尽管未涉及美观问题，还是可以进行预防性切除。

5）口腔或阴道黏膜处出现的单独的着色性病灶，一旦发展为恶性黑色素瘤往往侵入很深，不易观察，可考虑切除。

6）甲母质痣，儿童例外。

7）有疼痛、瘙痒等局部症状。

其中，容易发生恶变的色素痣一般为交界痣或混合痣。临床上，可以用前述"ABCDE"五个特征来初步判断恶性黑色素瘤和良性黑色素细胞痣。

色素痣发生恶变的征兆包括：短期内范围增大，边缘不对称，颜色改变，表面皮肤变化（脱屑、糜烂、溃疡、出血等），周围出现卫星结节、疼痛、瘙痒，甚至发生溃疡、出血等。故一旦出现上述特征及变化，需要及时就医。

▶ 如何预防黑痣病变

（1）减少日晒：皮肤白皙、间歇性暴露在大量阳光下、儿童或青少年时期被晒伤的人患黑色素瘤的风险更高。使用SPF30或以上的防晒霜、戴帽子、穿防护服等防晒措施可有效预防黑痣恶变。

（2）避免损伤：黑痣反复受到摩擦、挤压伤等，容易在修复过程中出现细胞恶变。同理，一颗痣如反复激光治疗仍未祛除，恶变风险相对增高，建议手术切除。

（3）经常观察黑痣的变化：如果出现突然变大、溃烂等恶性病变的特征，及时就医处理。

目前，黑痣手术是主要的处理方式。在进行黑痣手术前，许多患者会关心的问题有：黑痣手术切除的范围是如何选择的呢？会对术后恢复有什么影响？

一般来说，稍大于黑痣边界的切口，可以让医生完全切除痣并检查周围的组织是否有异常，过浅过小的切面可能会有病灶残留，但过大的切面会造成对患者不必要的损伤，且增加伤口恢复的难度。临床上，黑痣手术切除的深度和切口大小往往会综合考虑痣的类型与深度、痣的大小与位置等因素。

▶ 手术治疗常见问题问答
黑痣切除术是不是切得越深越疼

不一定，切口的深度与疼痛并没有必然联系。

在一般情况下，无论微创手术还是较大的手术，术中因为有局麻或全麻，不会有强烈痛感。而在手术结束麻醉过后，不论伤口深浅，都难免有一定程度的术后疼痛。

根据个人的疼痛忍受情况，患者可口服止痛药缓解。镇痛后，患者心情、休息质量、睡眠质量得到改善，从而加快术后康复，更有利于术后机体从应激状态恢复。

黑痣切除会影响皮肤的功能吗

从长期来看是不影响皮肤功能的。

一方面，小范围的切除对于整体功能的影响不大；另一方面，针对涉及范围大的手术，医疗专业组会通过如皮肤扩张器等相关治疗手段获取自体皮瓣，对创面进行修复，通过术前设计、个体化的手术方案和术后护理，最终完成黑痣治疗过程。

黑痣切除会影响血管神经吗

一般情况下，绝大多数痣切除到脂肪层以上的层次，因此不会影响血管神经。而对于本身累及更深的巨痣，手术时需要注意对神经进行保护。

因此，为防止意外的伤害，建议选择有保障的大型医院和经验丰富的医生团队。

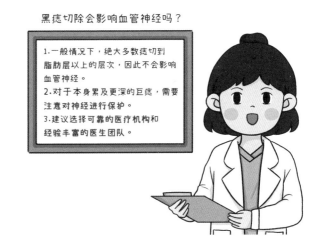

黑痣切除会影响血管神经吗？

1.一般情况下，绝大多数痣切到脂肪层以上的层次，因此不会影响血管神经。
2.对于本身累及更深的巨痣，需要注意对神经进行保护。
3.建议选择可靠的医疗机构和经验丰富的医生团队。

▶ 非手术治疗

非手术治疗主要包括激光、刮除术、磨皮术、电解、电烙、化学烧灼法。优点：方便、治疗时间短，对于直径小（小于 2 mm），诊断明确，且位置较浅的黑痣疗效较好；缺陷：治疗不彻底，复发率高，位置较深的色素痣治疗后会形成"凹坑"，还有可能造成瘢痕增生、色素减退，且无法进行病理检查。

黑色素包含在大小为 0.5～1.0 μm 的黑色素小体中的，是激光治疗色素性疾病的靶目标。除了极少数表皮性色素性疾病采用 CO_2 激光、铒激光汽化、强脉冲光（IPL）治疗，以及氩激光（488 nm、514 nm）、511 nm 铜蒸气激光、405 nm 氪离子激光等连续激光治疗外，真皮性色素性疾病和大部分表皮性色素性疾病均采用 Q 开关激光进行安全有效的治疗。

用于治疗浅表色素性疾病的 Q 开关激光有倍频的 Q 开关 Nd：YAG 532 nm 激光、

694 nm 红宝石激光及 755 nm 翠绿宝石激光。由于具有纳秒级的脉宽且能被黑色素颗粒强吸收，这些激光成为浅表的和一些黑色素颗粒分布均匀的真皮色素性疾病的极好的治疗手段。

Q 开关红宝石激光、翠绿宝石激光和 1 064 nm Nd：YAG 激光可用于治疗深层的色素性病变，如太田痣和文身等。由于能极大地减少表皮损伤和色素性改变的风险，1 064 nmQ 开关 Nd：YAG 激光还可用于深肤色人群的激光治疗。

但对于色素痣而言，非手术治疗无法避免"凹坑"的形成，因而对美观有很高要求的患者，更建议采取手术治疗。

（徐若清　苏滢泓　孙映菲　顾舒晨　夏文政）

探索皮肤上"小山丘"的奥秘

黑细胞色素痣是由皮肤色素细胞形成的良性皮肤病变，其主要特征是黑色素细胞呈巢状排列。一般多为圆形，常对称分布，边缘光滑，边界清晰，色泽均匀。数目多少不等，单个、数个甚至数十个，表面可有毛发生长。由于痣细胞的色素含量不同，临床上可呈棕色、褐色、蓝黑色、黑色或正常肤色、淡黄色、暗红色等，它们也是分布在皮肤表面的"小山丘"。

▶ 色素痣的分类

1. 根据痣细胞的分布分型

病理上根据痣细胞在皮肤组织内的分布部位分为：交界痣、混合痣、皮内痣。这也是目前临床上最常用的分类方法。

（1）交界痣：病灶位于表皮真皮交界处，多见于手掌、足底、口唇及外生殖器部位。交界痣大多数在婴幼儿或儿童期出现，表现为境界清晰的、淡棕色至黑色的斑块或轻度隆起于皮面的丘疹，直径一般为 0.6 ～ 0.8 cm，病灶呈圆形或椭圆形，边缘光滑，无毛发，可发生于皮肤、黏膜的任何部位。

（2）皮内痣：病灶均分布在真皮内。皮内痣是成年人痣的常见类型，为半球形隆起皮面、淡褐色或皮色的小肿物，直径多为 1.0 cm，表面光滑，有时中央可有一根或数根毛发。

（3）混合痣：兼有交界痣及皮内痣的特点，故而得名。混合痣是交界痣向皮内痣演变的过渡表现，多见于中青年，表现为隆出皮面的褐色至黑色的丘疹或斑丘疹，界限清晰，常生有毛发，四周见色素呈弥漫性减淡。

2. 根据皮损大小分型

临床上可以根据先天性黑痣的大小把它分成小型、中型、巨痣 3 种：

（1）**小型**：小于 2 cm，偏好分布在下半身、背部上半、肩膀、胸部与近端肢体。

（2）**中型**：介于 2 ～ 20 cm。

（3）**巨痣**：大于 20 cm，分布以躯干后半部为主，也有人在头部或四肢其他部位，可能会覆盖身体的大片肌肤。通常是深色的，而且有些许毛发覆盖，在主体外也散布着卫星式的病灶。

依照巨痣的生长型式又可以分成复合性或皮下痣、神经型痣、蓝痣 3 种。

（1）**复合性或皮下痣**：最常发生。

（2）**神经型痣**：可以有神经管或神经瘤出现在结构中，看起来很像神经纤维瘤。

（3）**蓝痣**：最少见。

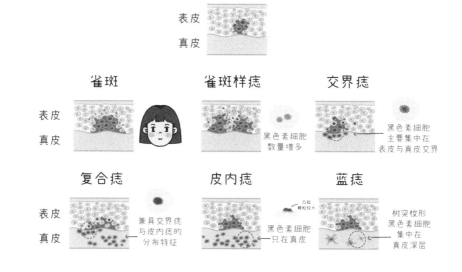

3. 按照痣出现的时间

分为先天性黑色素细胞痣与后天性黑色素细胞痣，出生时即有的为先天性，出生后发生的为后天性。后天性黑色素细胞痣癌变的概率极小，其中几乎是交界痣和混合痣的交界成分出现恶变，皮内痣基本不出现恶变。以下原因可能会造成色素痣后天出现：紫外线长时间照射、外伤、青春期或孕期女性内分泌失调、黑色素无法正常代谢造成沉积等。对于已有的色素痣，要通过防晒、减少摩擦和刺激，特殊部位的痣尽早切除、避免外伤和不正规除痣、密切注意痣的变化等手段减低其恶变的可能。

▶ 黑痣会遗传吗

先天性黑色素细胞痣是十分常见的皮肤色素增多性病变，在 1% ～ 6% 新生儿的皮肤上可以出现。如直径大于 20 cm，面积大于 100 cm^2 或超过 2% 的体表面积，就被称为先天性巨痣，以下简称巨痣。

巨痣的发病率约 1 ： 20 000，呈多基因显性遗传的可能性较大。目前已在几种基因中发现了影响痣的数量、形态及皮肤镜特征的种系多态性，这些基因包括干扰素调控因子 4 基因（*IRF4*）和端粒酶逆转录酶基因（*TERT*）。

▶ 易与色素痣混淆的疾病

1. 皮肤癌

（1）**恶性黑色素瘤**：起源于黑色素细胞的高度恶性肿瘤，早期表现是正常皮肤上出现黑色皮损，与色素痣鉴别起来有困难。国际通用的"ABCDE 原则"可以帮助鉴别良性色素痣和恶性黑色素瘤。

（2）**基底细胞癌**：多发于头皮、面颈部等暴露部位，提示发病可能与日晒、紫外线有关。基底细胞癌早期表现特异性不明显，多表现为表面光亮、边缘隆起的网形斑片，表皮菲薄，常可见雀斑样小黑点，伴有少数毛细血管扩张；也可表现为淡红色苔藓样丘疹，部分有小而浅的糜烂、结痂或浅表溃疡，多无炎症反应。

2. 咖啡牛奶斑

咖啡牛奶斑是神经纤维瘤病Ⅰ型重要的诊断及鉴别诊断标志。典型的咖啡牛奶斑直径多大于 5 mm，色泽自淡棕至深棕色，通常每一片的颜色相同且十分均匀，边界清晰，表面皮肤质地完全正常。出现全身多处牛奶咖啡斑需要鉴别神经纤维瘤病。书中后续内容将专文介绍这种疾病。

3. 真皮良性黑色素细胞增生疾病

如蓝痣、太田痣等。

（1）**蓝痣**：蓝痣的黑色素细胞成群而不规则地集中在真皮下 1/3 处，位置较深，故呈蓝色。在太田痣、单纯性雀斑样痣等疾病中，黑色素细胞数量增多，但均是散在分布的，未聚集成巢状，而黑色素细胞痣最主要的特征是黑色素细胞形成巢状排列。蓝痣可分为普通蓝痣与细胞性蓝痣。常见的为普通蓝痣，病灶多为单个，直径常为 0.5 cm 左右，一般不超过 1 cm，呈灰蓝色或青黑色小结节，顶圆滑，质地坚硬，可融合成片，界限清楚。

（2）**太田痣**：大约半数的患者出生时就有症状，表现为棕色、灰色及蓝色的斑点所组成的斑片，病灶边界不清，病灶内的斑点色泽可以单色，也可兼有上述颜色，而且色泽深浅不一。部分患者的病灶有缓慢增大的倾向，斑片发生于前额、眼周、颊部及颞区。太田痣无遗传倾向，与恶性病变无明确的关系。

▶ 先天性黑痣的治疗

黑痣尤其是巨痣会对外观产生显著影响，并存在恶变风险。但目前的技术难以产前诊断，多为散发，目前虽有基因位点，但尚无法通过预先检查进行提前诊断。因此治疗现状并不理想。众多学者一直在探索和改进各种

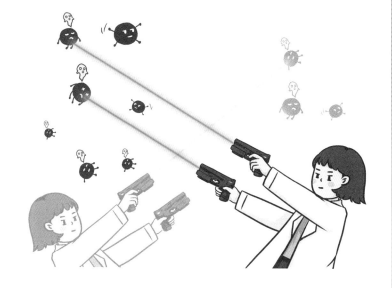

手术和非手术治疗方法。在多种非手术治疗方法中，由于激光技术的不断进步，研究报道相对较多。目前，已有多种激光被应用于黑痣治疗，如 CO_2 激光、Er：YAG 激光、Q 开关 Nd：YAG 激光、Q 开关 532 nm 激光、Q 开关翠绿宝石激光、Q 开关红宝石激光和脉冲染料激光等。

▶ 先天性黑痣会对孩子身体造成什么影响

生活中多数人的黑痣既不影响美观也不影响身体健康。如果黑痣的数量过多或者过大可以考虑去医院就医进行消除。有些痣也可能会让你增加独特的个人魅力。如果父母黑痣过多，可能会遗传，但是遗传一般也不会影响下一代的身体健康，因此家长不必过于担心。

诊治黑痣，患者一定要选择正规的平台，切勿擅自用药或是偏方诊治，以免诊治不当而加重病情。

（王　蒙　李敏雄　夏文政　宋芳雪　黄　昕）

皮肤上长满小疙瘩要紧吗

患者：王医生，我从小皮肤就有一些小疙瘩，没有放心上。可是怀孕之后，随着月份越来越大，身上的小疙瘩也越长越多，还有的越长越大，密密麻麻的。这究竟是什么东西？

王医生：这样的小疙瘩主要分布于躯干和面部的皮肤，较小的如芝麻粒大小，较大的可以达到葡萄或核桃的大小，边界十分清楚，摸起来软软的有弹性；浅表皮还有类似小珠样的结节，能移动，用力按压还会引起疼痛，这种表现倾向于皮肤型的神经纤维瘤。

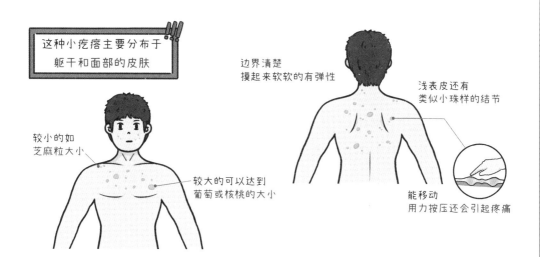

这种小疙瘩主要分布于躯干和面部的皮肤

较小的如芝麻粒大小

较大的可以达到葡萄或核桃的大小

边界清楚
摸起来软软的有弹性

浅表皮还有类似小珠样的结节

能移动
用力按压还会引起疼痛

▶ 神经纤维瘤病Ⅰ型要紧吗，还是仅仅影响美观

这种小疙瘩会随着年龄的增长持续、缓慢地变大、增多，数量从数个到数千个，女性在怀孕期间生长速度更快。出现了这种症状，需要进一步检查是否符合神经纤维瘤病Ⅰ型的诊断标准，如果7条诊断标准中符合2条及以上应进行临床确诊和进行磁

共振的检查，如果确诊为神经纤维瘤病 I 型，就不是影响美观这么简单了！

诊断标准如下：

1）6 个以上咖啡斑，青春期前直径大于 5 mm，青春期后直径大于 15 mm。

2）2 个或 2 个以上任何类型的神经纤维瘤或 1 个丛状神经纤维瘤。

3）腋窝或腹股沟区雀斑。

4）视路胶质瘤。

5）裂隙灯检查到 2 个或以上 Lisch 结节，或光学相干层析成像（OCT）和（或）近红外（NIR）影像检查到 2 个或以上的脉络膜异常。

6）特征性骨病变，如蝶骨发育不良、胫骨前外侧弯曲，或长骨假关节生成。

7）在正常组织（如白细胞）中具有等位基因变体分数达 50% 的致病杂合子 NF1 变异体。

无父母患病史者，满足 2 条或以上临床特征可被诊断为神经纤维瘤病；有父母患病史者，满足 1 条或以上临床特征可被诊断为神经纤维瘤病 I 型。

▶ 我家孩子为什么会得神经纤维瘤病 I 型呢

神经纤维瘤病 I 型（NF1）属于常染色体显性遗传性病，是由特定的基因变异引起的疾病，分为家里长辈遗传和散发基因突变两种类型，大约 50% 病例是由 NF1 基因杂合缺失所引起的，是由自己的散发突变引起的，而另外的 50% 由家里的长辈遗传。

NF1 基因是一种抑癌因子，位于常染色体 17 号染色体长臂的 11.2 区域。NF1 基因编码蛋白产物为神经纤维瘤蛋白属于三磷酸鸟苷水解酶（GTPase）激活蛋白家族，可调节 GTPase 酶的活性，进而调节下游 Ras 等信号通路，使其过度激活。Ras 通路的作用简单地说像我们开车的油门，在其过度激活的作用下，细胞会持续地增长，而 NF1 蛋白就像是刹车板，NF1 突变后就会出现刹车失灵，细胞增长不受控制，细胞的存活时间明显延长。

▶ 为什么一个刹车失灵会导致那么多种病症呢

几乎所有组织和细胞均有表达 NF1 基因，转录加工后的 mRNA，进而翻译为蛋白质其中神经胶质细胞、黑色素细胞等表达相对较高，因此会出现神经纤维瘤、牛奶咖啡斑等症状。但不同 *NF1* 基因部位的变异导致的病症也不相同，也有轻症、重症之分，所以当检测出 *NF1* 基因变异后，应到专业医疗机构咨询专业医生，了解基因型表型相关性，做到早发现、早干预、早治疗。

▶ 神经纤维瘤病Ⅰ型影响宝宝的健康吗

神经纤维瘤病Ⅰ型是一种常染色体显性遗传病，父母患病遗传给下一代的概率约为 50%。宝宝出生后可能有牛奶咖啡斑，随着孩子的成长发育，还可能会出现骨骼的异常，例如脊柱侧弯、假关节、蝶翼骨发育不良、身材矮小等；孩子上学以后还会出现学习障碍、性格孤僻、多动、语言和行动发育迟缓等；有 30% ~ 50% 的概率会出现丛状神经纤维瘤，这种神经纤维瘤沿主干神经生长，宛如"一袋蠕虫"的外观，影像学上像葡萄串一样。更为严重的是部分患者还存在"代系加重"的现象，也就是孩子的表现明显比家长更为严重。所以神经纤维瘤病Ⅰ型，千万不可大意！

首先要确诊是否为神经纤维瘤病Ⅰ型，确诊后建议通过基因检测明确患者 *NF1* 基因的突变位点，并根据位点来进行进一步的检测。产前诊断能够在出生前就发现基因的异常突变，帮助我们更好地了解这个疾病，更好地进行治疗。患有 *NF1* 基因突变的准妈妈可能更多地面临产前和围产期并发症的风险，同时在孕期有可能肿瘤会进一步增长，因此在生育方面需要考虑更多的因素；对于神经纤维瘤病Ⅰ型患者准备备孕的夫妻，应该在怀孕前进行充分的遗传咨询。

▶ NF1患者基因检测是否必要

1. NF1 患者必须要做基因检测吗

NF1 通常需要结合临床诊断标准和基因检测进行诊断。在 NF1 家族病家族性病例中，临床特征常常在儿童早期即出现，因此，这类具有症状和体征的儿童进行基因检测是不必要的。在没有家族史的情况下，患者早期的临床特征可能并不典型，或者与其他疾病特征有重叠症状的情况下，基因检测有助于明确诊断。

2. 基因检测的准确性高吗

目前的基因检测技术可在约 95% 的个体中识别 *NF1* 致病性基因变异，由于 *NF1* 基因很庞大，有极少数符合 NF1 临床诊断标准但没有检测出基因变异，这类患者的问题可能出在 mRNA 转录水平或蛋白质修饰水平。

3. NF1 患者应该如何选择基因检测类型呢

目前主流的测序方案为 *NF1* 的基因芯片检测和全外显子组测序（WES），如果条件允许，优先推荐患者和父母做全外显子组测序。若临床高度怀疑，WES 测序为阴性，可进一步行，全基因组测序（WGS）。如 WGS 仍为阴性，临床仍怀疑 NF1，可通过分析包含 *NF1* 基因的拷贝数变异或 mRNA 测序来进一步明确分子诊断。

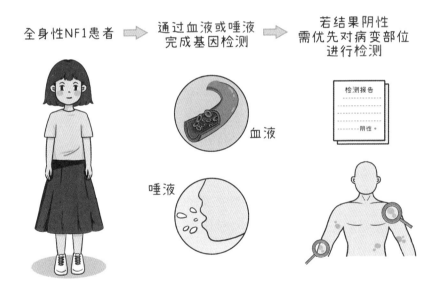

全身性 NF1 患者可通过血液或唾液完成基因检测，若结果阴性，则需优先对病变部位进行检测。节段型（部分肢体）或嵌合型（突变细胞斑点状分布）NF1 患者需要对病变部位的神经嵴衍生细胞进行全面分析，例如，来源于咖啡牛奶斑的黑色素细胞或者手术切除的神经纤维瘤等。

（王智超）

神经纤维瘤病患者的
体检很必要

　　NF1 突变的神经纤维瘤患者发生其他肿瘤的风险很高，为了了解神经纤维瘤的进展，并且及早发现其他可能存在的肿瘤性疾病，患者进行规律的体检和随访就显得尤为重要。神经纤维瘤病 I 型是一种遗传性的肿瘤易感综合征，因此 NF1 患者的定期体检和对其家系的随访，对早期排查并发症有明显作用。

▶ 包括哪些检查

美国儿科学会遗传学委员会发布了 NF1 患儿每年的检查应当包含如下。

1）检查皮肤上是否出现新的神经纤维瘤、丛状神经纤维瘤或其他明显病变。

2）检测血压是否正常。

3）评估生长发育速度是否正常，包括身高、体重、头围、性发育。

4）检查骨骼是否有异常变化，如脊柱侧凸、胫骨发育不良等。

5）眼科检查。

6）评估认知和学习能力是否正常发展。

7）病变处是否有明显疼痛、是否持续发展。

▶ 眼科检查包括哪些检查

　　眼科检查应包括视力检查，对抗视野检查，色觉测试以及对瞳孔、眼睑、虹膜、眼底和眼外运动的评估。任何有视觉症状或体征（例如眼球突出、视力下降或性早熟）的儿童都应进行大脑和眼眶的磁共振成像（MRI）。眼科检查的建议频率为

3～24 个月，具体取决于病变发生的部位和进展。曾有实验检测 826 名 NF1 患儿，发现其中 18% 患有视网膜肿瘤。亦有研究结果显示，对视神经胶质瘤的系统筛查和早期干预并可减少并发症。

▶ **患有丛状神经纤维瘤应该做哪些检查**

丛状神经纤维瘤可进行 MRI、正电子发射型计算机断层显像（PET-CT）、活组织检测以筛查是否存在恶变。瘤体快速增长期建议 3～6 个月复查，瘤体稳定期建议每年复查。

患有严重高血压的患者应评估肾动脉狭窄，如果筛查结果为阴性，则考虑对嗜铬细胞瘤进行评估。

对于大量与 NF1 相关的肿瘤的治疗取决于它们的类型、对邻近组织的影响以及并发症。

NF1 目前还没有一个整体的治疗方法，针对性药物也在试验阶段，因此患者应定期（至少每年 1 次）进行体检，明确自身身体状况，进一步与医生商定治疗或观察方案，而医生也会定期对患者情况进行随访，希望通过大家的努力，神经纤维瘤病 I 型患者可以拥有更好的身体状况和生活质量。

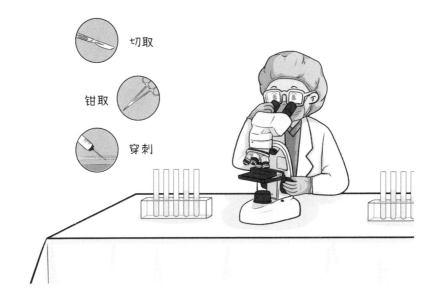

切取

钳取

穿刺

▶ 活检或者减瘤手术会刺激神经纤维瘤肿瘤生长吗

1. 听说神经纤维瘤也可以通过活检进行诊断，什么是活检呢

活检是"活体组织检查"的简称，是指因诊断、治疗的需要，以切取、钳取或穿刺等方式，从患者体内取出病变组织进行病理学检查的技术。明确诊断之后，亦可通过减瘤手术进行治疗。

2. 听说对肿瘤开刀会刺激肿瘤快速增长，这是真的吗

这个说法并没有切实依据。有一项研究收集了 52 名丛状神经纤维瘤患者的信息，这些患者均接受过手术治疗，其中有 13 例患者接受了肿瘤完全切除手术，其余为部分切除，研究测量了术后肿瘤生长的状况。结果显示，术后神经纤维瘤的生长规律与神经纤维瘤自然生长并无明显区别。

3. 为什么做完手术后，肿瘤还会增长呢

丛状神经纤维瘤的再生长是由肿瘤本身的性质决定的，是较为普遍的现象。在上述研究队列中，再生长率为 15%～23%，其中 21 岁以下的再生长率达 43%。这与另

再生长率介于　　　　　丛状神经　　　　21岁以下的
15%～23%　　　　　纤维瘤　　　　　再生长率达43%

年龄越小肿瘤生长越快

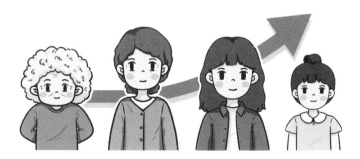

一项儿童神经纤维瘤研究所得到的数据基本一致，168 例中有 45% 的患者出现不同程度的再生长。

4. 丛状神经纤维瘤的再生长与什么因素有关

丛状神经纤维瘤的自然生长速度倾向于与年龄成反比，即年龄越小肿瘤生长越快，这与上述研究中术后肿瘤再生长情况几乎一致。另外，生长在头颈面部的肿瘤，再生长概率也相对较高。

活检或减瘤手术并不会刺激神经纤维瘤的生长，而是防止病情恶化、提高患者生活质量的有效治疗手段之一。同时，目前可以在手术后联合药物控制肿瘤的再生长，可以取得更好的治疗效果。各位患者在就诊时，不要轻信网络传言，应听取专业医生建议，在医生指导下进行治疗。

（王智超）

神经纤维瘤病患者的治疗攻略

孩子确诊患有神经纤维瘤病Ⅰ型，很多家长会非常担心，接下来我们来聊一聊神经纤维瘤病Ⅰ型的危害和治疗方法。

▶ 神经纤维瘤病Ⅰ型有希望完全治愈吗

神经纤维瘤病Ⅰ型由 NF1 基因突变所致。NF1 是常见的抑癌基因之一，当其失活时，神经胶质细胞异常增殖导致神经纤维瘤出现，并引起各种相关并发症。该罕见病目前无法完全治愈，患者只能通过手术或药物缓解症状，减轻疾病的危害。

▶ 神经纤维瘤病Ⅰ型有什么危害

神经纤维瘤病Ⅰ型可能会逐渐影响面貌、视力，严重的可能会影响日常生活。在某些情况下，神经纤维瘤病Ⅰ型可能会转变为外周恶性神经鞘瘤，威胁生命。

▶ 什么是手术治疗

手术切除是目前改善患者外观和功能的有效手段之一。手术干预应根据患者情况进行综合评估后确定方案，考虑依据包括疼痛、外观畸形、进行性神经症状和永久性的神经功能缺损等风险。虽然手术治疗效果立竿见影，但肿瘤切除不完整和切除后的复发是限制神经纤维瘤病Ⅰ型手术疗效的关键因素，尤其长在头颈部的丛状神经纤维瘤，术后复发的概率相对较高。

▶ 什么是药物治疗

硫酸氢司美替尼是目前中国首个且唯一获批的 NF1 治疗药物，用于 3～18 岁伴有症状、无法手术的丛状神经纤维瘤患者的治疗。那么，选择药物治疗需要做什么检查吗？需要注意什么？

首先，若临床表现不典型，建议完善基因检测，明确是否有 *NF1* 基因突变，确定药物治疗靶点。

其次，根据临床评估完善磁共振，明确体内瘤体情况，作为用药前的基线，服药后定期复查，评估药物有效性。

需要特别注意以下事项。

1）吃药前需空腹 2 个小时，吃药后空腹 1 小时。

2）服药时建议整颗吞服胶囊。

3）药物服用间隔为 12 小时，每日早晚各服用 1 次，具体服药剂量咨询专业医生。

4）选择易消化的食物，忌辛辣、油炸、刺激性食物，禁止服用柚子类富含维生素 E 的食物。

5）禁止服用中药和含有中成药成分的药物、保健品。

6）每天晚上睡觉前可涂抹身体乳，预防皮肤干燥及皮疹的出现。

7）注意防晒。

8）外用药膏及护肤品不可含有维生素 A 和过氧苯甲酰。

需要注意的是：服药后有任何不适应告知专业医生，如服药期间有其他需要同时服用的药物，建议得到医生允许后再服用。

用药前一定要在专业的医疗机构进行评估，在医生的指导下用药。

硫酸氢司美替尼

目前中国首个且唯一获批的 NF1 治疗药物

用于治疗 3～18 岁伴有症状、无法手术的丛状神经纤维瘤患者

选择药物治疗需要注意

完善基因检测

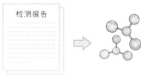

明确是否有 NF1 基因突变确定药物治疗靶点

▶ 神经纤维瘤新药——司美替尼治疗有不良反应怎么办

硫酸氢司美替尼胶囊作为靶向药 MEK 抑制剂，是目前全球唯一获批上市治疗
NF1 丛状神经纤维瘤的药物。自从司美替尼上市后，很多小朋友想选择药物治疗，但
是家长很担心药物的不良反应，司美替尼的不良反应大不大呢？发生了不良反应要怎
么处理呢？

1. 司美替尼安全吗，会有不良反应吗

临床上的不良反应多为 1～2 级，安全性良好。常见的不良反应有恶心、呕吐、
皮疹、腹泻、发热、口腔溃疡、甲沟炎等，这些不良反应多为一过性，只需对症治疗
即可。及时、早期识别这些不良反应，规范、科学进行治疗，可以把不良反应降到最
低的水平。

根据临床研究提示，司美替尼在 50% 患者中观察到痤疮样皮疹，发生的中位时
间为 13 天；最高 CTCAE 级别事件的中位持续时间为 60 天。这些病例大多数为 1 级
或 2 级反应，见于青春期后期，大于 12 岁的患者，无须暂停用药或减量。只有 4%
的患者报告了 3 级不良反应，对症处理或者停药后就可恢复。70% 患者发生其他皮
疹，主要为 1 级或 2 级，同样无须暂停用药或减量。

常见不良反应

恶心、呕吐　　　皮疹　　　腹泻　　　发热　　　口腔溃疡　　　甲沟炎

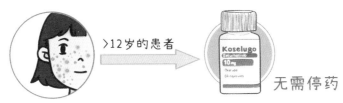

>12岁的患者　　　无需停药

2. 使用司美替尼期间出现了肠胃道不良反应，应该怎么办呢

需要分症状及其轻重对应处理。

若出现恶心的情况，无须暂停用药或减量，1～2 级不良反应不用处理，3 级经口摄入能量和水分不足时，需要经鼻饲、全肠外营养或者住院进行处理。

若出现呕吐的情况，同样无须暂停用药或减量，1 级不需要处理，2 级可通过门诊静脉补液进行医学干预；3 级则需要鼻饲，全胃肠外营养或住院治疗。

若出现腹泻的情况，1～2 级无须暂停用药或减量，在医生的指导下服用洛哌丁胺缓解症状；3～4 级需要中断给药，直至腹泻缓解，可住院并进行全面评估，按照当地临床实践进行治疗，例如给予补液、电解质支持、奥曲肽、静脉注射抗生素治疗等。

3. 使用司美替尼出现皮疹怎么办

如果出现 1～2 级皮疹不要害怕，可以到当地皮肤科接受治疗，在医生的指导下口服抗生素和局部低和（或）中度类固醇药物，如地奈德乳膏和枸地氯雷他定片等。如果对症治疗 2 周后皮疹还是没有减轻，就需要停止司美替尼药物治疗直至降低到 0～1 级，同时在原有治疗基础上使用全身性皮质类固醇，2 周后再次评估。若发生危及生命并伴广泛的二重感染，则需要静脉给予抗生素治疗。

如果发生非痤疮样皮疹，可使用保湿剂治疗。如果有症状，可另外使用低效外用类固醇；若是累及头皮，可使用酮康唑洗发水。

4. 使用司美替尼出现甲沟炎怎么办

甲沟炎要根据轻、中、重度的不同评级对应治疗。轻度可以使用保湿剂进行温和的指甲护理，并用氯己定消毒浸泡 10～15 分钟，每日 3～4 次。中度可使用莫匹罗星，并在发炎指甲周围涂抹高效外用类固醇，比如 0.05% 氟轻松软膏，每日 2 次。对症治疗后，若病情仍在持续恶化，则需及时就医。

患者出现不良反应切勿私自用药，应及时到专业医疗机构咨询用药，尽早治疗，缓解症状。

（王智超）

宝宝身上藏着"蒙古斑"

　　粉雕玉琢的小宝宝身上藏着"蒙古斑"？这可愁坏了年轻父母们，宝宝出
生后小屁股上长着蓝灰色的胎记，有圆形的、卵圆形的或者呈现出不规则的形
状，表面光滑无破损，无凸起，边界不清晰。虽然这并不影响宝宝健康，但家
长们也纷纷表示担忧，这么一个健康可爱的小宝宝，带着一块或多块蓝灰色的
胎记，万一越长越大该怎么办？以后因为不好看，影响孩子的自信心怎么办？

▶ 这个"蒙古斑"到底是什么

　　蒙古斑是一种先天性真皮黑素细胞增多症，医学上也称之为板岩灰痣。多数存
在于新生儿腰骶部和臀部，其次是肩部，有少部分新生儿会出现在股侧或身体其他部
位，表现为灰蓝色皮肤色素沉着。一般新生儿出生就有或出生后不久即可出现，大多
数的蒙古斑到孩子 1 岁之后会开始逐渐消退，等到幼儿时期会完全消失。但也有少数
的蒙古斑会一直存在并随着孩子成长至成年。

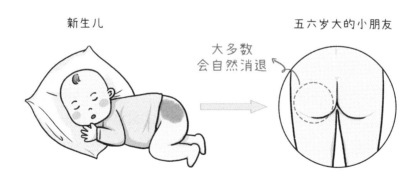

新生儿　　　　　　　　　　　　　　　　五六岁大的小朋友

大多数
会自然消退

▶ 会不会伴随有其他疾病

　　据流行病学统计表明，蒙古斑存在于各个人种，但发病率不同，最常见于亚裔

和黑人宝宝，男女两性发病率基本相同。数据显示，东亚人群中蒙古斑占比为81%，白种人占比约为9.6%，而非洲黑人占比高达95.5%。蒙古斑在新生儿中的出现率具有非常明显的人种及地域特异性，由于在蒙古利亚人种的新生儿发生率较高，因而得名。

▶ 蒙古斑需要治疗吗，会越长越严重吗

一般来说，多数蒙古斑作为良性皮肤病变，无须特殊治疗，通常在孩子1～6岁会逐渐消退。其发病机制是胎儿发育过程中黑色素细胞从真皮层迁移或清除不当。就目前的医疗水平而言，尚未有有效的预防措施可以改变或影响蒙古斑的形成。有文献研究表明，先天性真皮黑色素细胞增多症可能与先天性代谢缺陷有关，最常见的是MPSI型（Hurler综合征）和GM1神经节苷脂症，其次是MPS Ⅱ型（Hunter综合征）、黏脂病（Mucolipidosis，ML）、尼曼-皮克病和甘露糖病，对合并泛发型蒙古斑的新生儿进行早期遗传代谢性疾病筛查具有重要意义。

在临床工作中会经常遇到蒙古斑宝宝，虽然通常在出生后的头10年内自行消退，但年轻的宝爸宝妈们面对宝宝皮肤上深灰色、蓝色斑片难免担忧。大多数新生儿蒙古斑的受累率低于体表总面积的5%。少数新生儿的蒙古斑出现在腰背、臀骶部之外，可发生于下肢、上肢、腹股沟、肩部和胸部。对于医护人员来说，鉴别先天性真皮黑色素细胞增多症的非典型病变非常重要，因为青蓝色斑片可能是身体被虐待、血管瘤或其他病理学迹象，需要进一步检查评估。临床医生、护士、物理治疗师、职业治疗师和药剂师需要帮助并教育父母和看护人了解这种皮肤病的性质，明确诊断、没有其他系统性问题的一般无须治疗，诊断不明的需要进一步检查评估，进行鉴别诊断。

考虑到随着孩子年龄的增长，蒙古斑也会随之慢慢减退，一般无须特别治疗。对无法自然消退的蒙古斑，尤其影响外观的部分，可采用调Q激光、皮秒激光进行治疗。

作为色素性胎记的一种，蒙古斑需要与以下几种色素增加性皮肤疾病相鉴别。

1. 太田痣

太田痣是一种在亚洲人群中常见的面部胎记，约50%的患儿在出生时或出生后

不久出现，部分到青春期才逐渐显现。太田痣的颜色与蒙古斑接近，但病变部位有很大不同。多数太田痣的皮损位于单侧或双侧的颜面部，呈蓝灰色、灰褐色斑点或斑片，边界不清，呈网状或弥漫性，有时会累及眼白处巩膜组织。太田痣持久存在，一般不会自然消退，会影响孩子容貌及心理健康，且约有10%的眼部太田痣会发生青光眼，因此建议家长尽早带患儿来正规医院就诊治疗。激光治疗效果好。

2. 伊藤痣

伊藤痣的外观与蒙古斑接近，其主要分布于躯干四肢。儿童期有轻度的褪色，青春期后色素沉着再次加重，一般不会自行消退。伊藤痣是良性病变，鲜有恶变报道，且多位于衣物可遮盖的部位，一般不需要治疗。若因外观需要而要求去除者，可同太田痣一样行激光治疗。

3. 黑毛痣

黑毛痣的典型表现是皮肤上出现黑色斑块，伴毛发生长，可能增厚。它是一种由痣细胞在局部聚集而形成的良性肿瘤。有的新生儿刚出生不久就有，也有的在儿童期出现，并随着年龄增长而逐渐扩大。有的表现为多发的小片皮损，有的累及大片皮肤，严重影响外观。不同面积大小的黑毛痣治疗方法也不同，大多需要手术处理。值得注意的是，黑毛痣有10%左右可能转变为恶性黑色素瘤，长在身体易受摩擦或损伤部位的黑毛痣则风险更大。在这种情况下，需尽早治疗。

4. 咖啡牛奶斑

咖啡牛奶斑同样是一种较为常见的色素增加性皮肤损害，详见书中专文介绍。

色素增加性胎记种类多，有些色斑可能有影响健康的问题一并存在，其诊断和鉴别诊断并不简单。如果新生儿身上出现深色胎记，建议父母到正规医院进行鉴别诊断。对于不同类型的胎记，医生会给予相应的处理，比如一些胎记可能需要进行基因筛查、手术治疗；但对于不影响外观的蒙古斑，请宝爸宝妈们放心，随诊观察就行了。

（董继英　陆文婷　郭琪格）

咖啡牛奶斑

咖啡牛奶斑简称咖啡斑，是出生时即可发现的淡棕色的斑块，色泽自淡棕至深棕色不等，但每一片的颜色相同且十分均匀，深浅不受日晒的影响，大小自数毫米至数十厘米不等，圆形、卵圆形或形状不规则，边界清晰，表面皮肤质地完全正常。在显微镜下观察，其表现与雀斑十分相似，主要表现为表皮中黑色素数量的异常增多，但黑色素细胞的数量是正常的。咖啡牛奶斑可发生在身体的任何部位，随着年龄的增长，部分会表现为颜色的逐渐加深，不会自行消退。有报道，10%～20%的儿童有单一咖啡牛奶斑存在。

▶ 与神经纤维瘤有什么关系

单独存在的咖啡牛奶斑常常只是胎记的一种，对人体健康并无不良影响，但是，如果咖啡牛奶斑数目较多而且逐渐变大时，就要警惕是否存在"神经纤维瘤病"的可能。

神经纤维瘤病是常见的常染色体显性遗传性疾病，发生率约1/3 000，临床以 I 型最为常见。在青春期前，除了皮肤上出现咖啡牛奶斑外，患

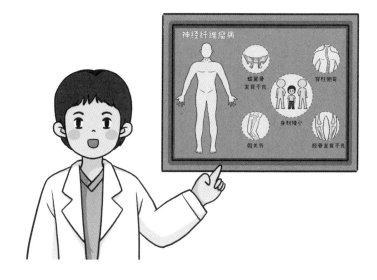

者几乎没有其他外观上的异常。以后部分患者会陆续出现皮肤的神经纤维瘤或眼睛的视神经胶质瘤以及身体各器官的肿瘤，有时也会因血管狭窄导致高血压或影响骨骼生长导致脊椎侧弯。少数严重的病例有时还会造成肢体异常增长或淋巴水肿，外表如同大象的腿一样。

要诊断神经纤维瘤，首先咖啡牛奶斑的数量比较多，至少是 6 块以上。斑的大小也有要求，至少是在青春期以前斑的直径大于 5 mm，青春期以后大于 15 mm，才可以诊断。神经纤维瘤病Ⅰ型主要表现之一为咖啡牛奶斑，但并不是所有咖啡牛奶斑的孩子都一定是神经纤维瘤。正常人也可以有一二块的咖啡牛奶斑，不用一看到咖啡牛奶斑就特别紧张，就想到神经纤维瘤。此外，咖啡牛奶斑还可见于结节性硬化症及其他的神经外胚层综合征。如果身上确实咖啡牛奶斑比较多的话，建议到医院去做必要的系统检查。

▶ 面部等部位的咖啡牛奶斑怎样祛除，安全性如何，会复发吗

一旦咖啡牛奶斑出现在了面部，不仅会影响人的容貌形象，甚至会产生社会心理方面的严重影响。

咖啡牛奶斑由于存在局部黑色素细胞代谢活跃等特点，其治疗的结果有时难以预料。咖啡牛奶斑的黑色素细胞分布于表皮内，用于治疗咖啡牛奶斑的激光与雀斑基本相同，最常使用的激光是 Q 开关的 755 nm 翠绿宝石激光，还可选用 532 nm 的 Q 开关倍频 Nd：YAG 激光。以及近年来出现的点阵激光如 694 nm 红宝石点阵激光，治疗后也取得了很好的疗效。

咖啡牛奶斑的治疗平均次数较多，每次激光治疗需间隔 3 个月左右，经过多次治疗后，大部分患者的咖啡牛奶斑消失或颜色减退，一些患者可能需要多次治疗才能消除病变。部分病灶可能经治疗后出现反应性的色素加深，使治疗难以继续。需等待反应性的色素加深自然消退后继续治疗。术后一般不出现色素减退或脱失、皮肤质地改变及瘢痕形成。

需要指出的是，激光去除咖啡牛奶斑的方法在经历一次治疗后，斑点的色素碎屑

并不是一下子就可以排出体外的，而是需要时间慢慢地排出，这就是皮肤自然恢复的过程，也是无法越过的一个过程。术后，最初创面可有黑色焦痂，1～3天后，创面有轻微的红肿和渗出（尤其是在眼眶区域或烧灼面积较大的创面），少数可出现水疱，而后干燥结痂，10天至2周，痂皮脱落愈合。每次治疗后都会有一个这样的过程，因此治疗前需要做好待工休息的准备。

当然，要想保持好的激光去除咖啡牛奶斑的效果，术后护理是千万不能忽视的，在激光治疗咖啡牛奶斑后，受术者应该做好以下几大护理事项。

1）激光治疗咖啡牛奶斑部位保持清洁，避免感染和摩擦。

2）激光治疗咖啡牛奶斑部位有痂皮的7～10天自行脱落，不要用手揭掉痂皮，否则色素沉着严重，且易遗留瘢痕。

3）痂皮脱落后，局部可有短暂色素沉着，为防止或减少此情况，可合理应用防晒祛斑用品。

4）激光治疗咖啡牛奶斑后，在治疗部位会有轻微的灼热感和皮肤轻微的发红现象，此属正常应有反应。必要时可做20～30分钟的局部冷敷以缓解或消除红热现象。

5）祛除咖啡牛奶斑后，尤其是激光祛除咖啡牛奶斑后，因为皮肤比较细嫩要预防日晒。外出要涂（防晒指数SPF≥30）防晒霜，严禁使用阿司匹林和酒精（包括含有酒精的化妆品），切不可挤、压、碰、摩擦治疗面。

6）激光治疗咖啡牛奶斑期间禁食感光性食品（如芹菜、韭菜、香菜等）和光敏性药品。敏感性皮肤者禁食会引起皮肤过敏的食品。

7）激光治疗咖啡牛奶斑后因为皮肤的吸收能力增强，新陈代谢加快，部分患者可能出现皮肤干燥缺水的情况，所以术后须护理皮肤来补充足够的水分和营养。

综上，去除咖啡牛奶斑是一种治疗和日常护理的综合过程，想要完美去除咖啡牛奶斑，早日摆脱咖啡牛奶斑带来的种种烦恼，大家务必要坚持良好的生活习惯，并积极配合治疗。

（马　　刚　　姚姗姗）

硬皮病知多少

局限性硬皮病是一种罕见的慢性结缔组织病，主要表现为局部皮肤与软组织的炎症和纤维化。该病在不同人群中的发病率不一，但在儿童中的发病率相对较高。下面，我们将对局限性硬皮病的原因、分型、临床表现以及治疗进行详细介绍。

局限性硬皮病的确切病因目前尚不清楚。研究表明，遗传因素可能与其发病相关，但具体的遗传基因尚未确定。此外，免疫系统的异常反应和环境因素也被认为可能与局限性硬皮病的发病有关。尽管原因不明，但我们对其病理生理的研究正在不断深入，有望为该病的治疗提供更好的策略。

▶ 硬皮病的症状

局限性硬皮病包括不同的亚型，依据皮损特点可分为斑块状硬皮病、带状硬皮病等。斑块状硬皮病又称硬斑病，主要表现为一个或数个斑状损害，呈椭圆形或不规则形，通常为一个硬币大小或者更大。带状硬皮病的皮损常呈线状分布，它的硬化过程比斑块状硬皮病快，可发生在多个部位，如果发生在头皮还会导致脱发。曾有患者因

斑块状硬皮病

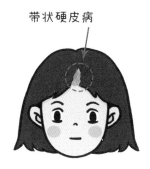

带状硬皮病

硬币大小
或更大

为脱发就诊被误诊为斑秃，后来才被确诊为带状硬皮病。

局限性硬皮病主要表现为皮肤和软组织的纤维化与硬化，临床症状和体征因病变的部位和类型而有所不同。

1. 皮肤症状

局限性硬皮病患者最常见的临床症状是局部皮肤的硬化和红斑。患者的皮肤可能伴有炎症和肿胀，甚至可能出现疼痛和瘙痒感。在病程的不同阶段，硬化的皮肤可能会出现不同程度的色素沉着和萎缩，严重者还可能影响到关节的活动度。

2. 软组织和深层组织症状

除了皮肤，局限性硬皮病有时也可以累及到皮下脂肪组织和深层组织，导致软组织纤维化和肌肉萎缩。这些症状可能会影响患者的日常生活和活动，严重的情况下甚至可能引起功能障碍。

3. 其他症状

除了皮肤和软组织的症状外，局限性硬皮病还可能伴随一些其他系统的损害，如眼部、心血管、消化系统等。患者有时还可能出现全身性的疲乏、乏力和食欲不振等非特异性症状。

▶ 药物治疗

目前，局限性硬皮病尚无特效的治疗药物，治疗的目标主要是减轻症状、控制病情进展和改善患者的生活质量。根据病情和病变部位的不同，治疗方案可能包括内服药物、外用药物、光疗和手术治疗等。

1. 内服药物

短期使用皮质类固醇或免疫抑制剂可能对严重的炎症性病变有一定帮助。对于病变累及深层组织和器官的患者，临床上也有使用免疫调节剂如甲氨蝶呤、环磷酰胺等的报道。

2. 外用药物

局部激素类药膏和软化剂对于轻度的皮肤硬化和瘙痒感有一定的缓解作用。

3. 光疗

UVB 和 UVA 照射治疗对于某些患者可能会有一定的疗效，尤其是对于局部斑块性硬皮病的治疗效果较好。

▶ 手术治疗

如果病损区域较小，可以直接切除缝合，如果范围较大，可使用自体脂肪移植于病损区改善凹陷和皮肤质地色泽。

自体脂肪移植，是借助于负压，抽吸出自身腰、腹、大腿等部位脂肪，净化提纯处理后，通过脂肪注射针多点多层次精细注射至病损区域皮下。同时可以进一步处理脂肪，使其变为纳米脂肪，注射至真皮内。这一治疗方法需要 2～3 次才可达到比较理想的效果，主要是因为病损区皮下组织几乎都萎缩了，第一次打不了太多脂肪，只能平铺一层打个基础，有基础后第二、第三次的治疗效果才会越来越好。自体脂肪是近年来常用的填充材料，因为是自身的脂肪颗粒，其生物学特性远远优于任何假体材料，因此对求美者自身来说无毒无害，也不会产生免疫反应和排异反应。取材容易，抽脂部位只有一个小的进针口，直径 3～5 mm。面部注射脂肪时的进针点待愈合后几乎无痕。注射后只有局部肿胀，偶可见淤青，无其余明显不适，对日常生活无明显影响。最重要的是，脂肪组织中有干细胞，干细胞有促进组织再生的作用，皮肤注射结合真皮内注射后除了可以填充凹陷外，还可以改善病损区的肤质，增加真皮厚度，减轻色素沉积，而且避免了直接切除带来的瘢痕。

总的来说，对于局限性硬皮病的治疗，应该结合患者的具体情况，制订个性化的治疗方案，并在专业医生的指导下进行。此外，对于一些严重病例，可能需要手术治疗和康复护理。

（王丹茹　盛玲玲　周仁鹏）

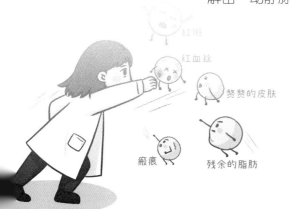

红斑

红血丝

赞赞的皮肤

瘢痕

残余的脂肪

血管瘤

静脉畸形会自行消退吗

静脉畸形旧称"海绵状血管瘤"，是因为其形态和结构类似海绵，现已少用。静脉畸形还分多种特殊类型，单用"静脉畸形"时，多指最为多见的"普通静脉畸形"。

▶ 静脉畸形的发生

静脉畸形的病因尚不明确，与胚胎期血管发育异常有关，即在不该出现静脉血管的地方长出了多余的一团血管。可能由于某个或某些基因突变所致，如 *Tie2* 基因等。

静脉畸形多数为散发，患儿自身基因突变导致，即基本与父母无关，遗传给下一代的可能性也很小。在国内外病例中，也只有少数家族中出现多名患病者。因此，遗传风险是很小的，对生育计划不必过于担心。

静脉畸形是一种先天畸形，即出生时病灶就已经存在了。只不过，有些病灶长得很小或较深，过了数月、数年，甚至更长时间后才因为肿胀或疼痛而被发现。

▶ 静脉畸形由什么成分构成

静脉畸形主要是由静脉管腔和间质纤维成分构成，静脉管腔里充满了静脉血。如果病灶界限清晰，静脉管腔大，且明显多于纤维，称为局限型，治疗后管腔容易萎缩，效果好；反之，界限不清晰，静脉管腔小，纤维居多，则不易萎缩，治疗效果通常较差。由于血液淤滞，容易形成血栓，时间久了，就可能形成一粒粒圆形、光滑的"静脉结石"。

▶ 静脉畸形的生长

静脉畸形全身各处都可能长。50% 位于头面部，如面部、眼睑、鼻部、唇部、头皮和腮腺咬肌等；其他位于四肢和躯干，以及一些少见部位，如会阴、咽喉、气管和内脏等；可累及皮肤、脂肪、肌肉和骨骼等各种组织；当然也可能长在颅内，需要神经外科处理。

静脉畸形病灶会缓慢增大，青春期和孕期是两个生长高峰期。国外研究发现：幼儿有 26.1% 的概率出现进展，成年之前有 74.9%，终身为 93.2%。在青春期的进展（60.9%）较儿童期（22.5%）更为明显。弥散型较局限型，肢体和躯干较头颈部的更易出现进展。静脉畸形不会自行消退。

▶ 静脉畸形的典型外观

多为蓝紫色的肿块，质地柔软，突出于皮肤。皮肤温度一般是正常的，有时还伴发红色斑片，即毛细管畸形。用手按压时，血液被挤出，体积会缩小。而哭闹或低头时，血液更加充盈，体积会变大。一些非典型表现，如质地偏硬、深部病灶、皮温偏高等，需要医生仔细鉴别。

静脉畸形体积小的病灶仅类似绿豆或黄豆大小，而体积大的病灶可累及整个头面部或整个躯干和四肢，从浅到深影响各种组织，十分巨大，完全可以使人丧失原本的面容或外形。

当然，畸形范围会有多大，基本在出生时已经确定。之所以会有逐渐增大的过程，是因为早已存在的畸形静脉的管腔逐渐开放和血液逐渐充盈所致。尚没有确切证据表明畸形血管会像肿瘤一样侵袭正常的组织。因此，只要不是出生后不久，假如病灶长在腿上，就不用担心会蔓延到脸上。也存在全身同时有多处病灶的病例。

▶ 静脉畸形有何危害

（1）**外观**：小面积的病灶即会影响，使皮肤发蓝或肿胀，体积越大影响越明显。

（2）**功能**：鼻腔、咽喉病灶可能导致呼吸或吞咽受限；舌头病灶影响吃饭说话；眼睑病灶导致无法睁眼，弱视或失明；四肢病灶引起疼痛、关节功能障碍等。体积巨大的病灶都可能出现出血和疼痛，但致命性出血尚罕见。

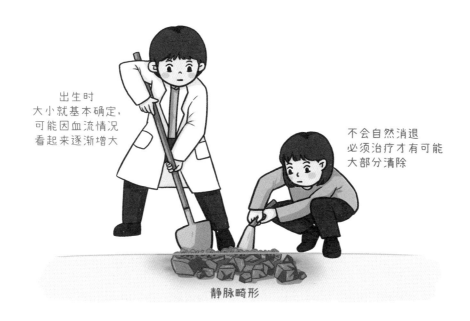

出生时
大小就基本确定，
可能因血流情况
看起来逐渐增大

不会自然消退
必须治疗才有可能
大部分清除

静脉畸形

静脉畸形不会自然消退，必须治疗才有可能大部分清除。

▶ 静脉畸形如何诊断

根据上述典型的病史和医生的体检，90% 以上的静脉畸形即可准确诊断。但需要与一些特殊类型的静脉畸形，或还含有其他脉管成分，如淋巴管、动脉等病灶进行鉴别。

磁共振是最重要的影像检查，可以清晰而准确地显示病灶的大小、深度，以及周围的组织结构，还用于治疗前后疗效的对比，是必不可少的检查。如果表现不典型，还需要视情况加做 B 超、CT 或血管造影等检查。

▶ 静脉畸形如何治疗

（1）栓塞硬化治疗：毫无疑义，是国际一线的主流治疗手段。通过注射各种药物使静脉管腔闭塞，病灶萎缩。创伤小，不遗留瘢痕，效果较为确切。可能因为药物流到了不该进入的血管（特别是动脉）而造成较为严重的并发症，如心肺脑栓塞、心跳骤停、组织坏死、神经损伤等，死亡病例亦有报道，但这一概率较小。

（2）**激光**：适合于浅表的静脉畸形，因为激光穿透力有限。较为安全，可能出现皮肤损伤而留瘢，但不会出现栓塞引起的严重并发症。

（3）**手术**：体积较大或者累及重要组织结构的病灶是难以切除的，因为出血非常难以控制，且可能会损伤重要功能，瘢痕增生而外形丑陋。因此，一般不会首选切除，只适用于切除栓塞硬化治疗之后难以消退的残余组织或进行外观整形。

（4）**口服雷帕霉素治疗**：雷帕霉素是一种免疫抑制剂，对少数静脉畸形有效，可以使之部分萎缩，或改善持续疼痛等症状。只作为最后的应对办法，用于体积巨大、功能影响严重，其他方法均不可行的少数病例。因不良反应可能较为明显，药物价格较贵，应充分评估，慎重选择。

（5）**其他治疗**：铜针、冷冻、放射等，已少用或被弃用。

治疗时机如何选择？只要觉得影响外观或功能，均可以开始治疗。但1岁以内的婴儿，限于不宜多次全麻，或血管弥散细小而难以硬化治疗，不位于重要部位的可以观察随访，或激光处理皮肤病灶。

除了非常小的病灶，绝大多数静脉畸形是难以被百分之百清除的，即便是手术切除。但手术受限太多，如不能切除腿部肌肉病灶，会影响走路；不能切除腮腺病灶，造成面瘫等。"带病生存，和平共处"，可能是一种可取之道。

（陈　辉）

宝宝出生有红斑怎么办

不要着急！16% 的孩子在出生时，额头、眼皮、颈后处会出现浅浅的红斑，随着哭闹、天气炎热时颜色加深。这种红斑叫作新生儿红斑，是婴幼儿时期常见的生理性红斑，颜色不会越来越深，面积不会越变越大，对健康不造成危害，大多数新生儿红斑会在孩子 2 岁前自然褪去，无须干预。少部分孩子如果在 2 岁时，新生儿红斑还没有褪去，而家长又觉得红斑影响美观，可以通过激光消除。

但也不是所有的红斑都是新生儿红斑！

有一种红斑，在新生儿出生后短短 1 个月内，红斑颜色越来越鲜红，还有

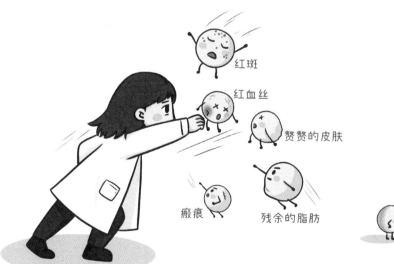

**消退完全
不等于完全消退哦！**

红斑

红血丝

赘赘的皮肤

瘢痕

残余的脂肪

血管瘤

向外突出的趋势，这是婴幼儿人群中最常见的良性肿瘤，叫婴幼儿血管瘤，在我国新生儿中发病率约为 4%。这种红斑一般都是出生后 1～2 周内出现并迅速增大，2～3 月龄往往是血管瘤的生长高峰，后面生长速度会逐渐变慢，1 岁左右稳定并开始逐渐消退，7～8 岁会消退完全。但请注意，"消退完全"不等于完全消退哦！研究指出，大约有一半的血管瘤消退后会留下不同程度和类型的"皮肤痕迹"，比如红斑、红血丝、残余的脂肪（"多一块肉"）、赘赘的皮肤、瘢痕等。

▶ 血管瘤需要治疗吗

虽然婴幼儿血管瘤将来会自行消退，但并非所有的血管瘤消退后都能恢复成正常皮肤。如果在增生期长得过于巨大或隆起，那么在消退后也会残留不同程度的皮肤损伤，所以血管瘤在增生期往往需要干预控制，特别是那些长在头面部容易影响到孩子外观容貌，长在眼睑容易影响视力发育，又或者位于会阴部、口唇黏膜部或皮肤褶皱处有发生溃疡留疤风险的，这些部位的血管瘤都需要积极治疗。但如果是长在躯干或四肢，体积小且薄的血管瘤，则可以先随访观察，只要没有明显增长，可以暂不治疗，耐心等将来自己消退就行。这种血管瘤大部分消退后，最多留下浅浅的红血丝或红斑，到时候做激光也能完全消除。

▶ 血管瘤是不是涂一涂药膏就好了

婴幼儿血管瘤最常见的干预方式就是外用药，如马来酸噻吗洛尔滴眼液等，治疗有效率可以达到 90% 以上。但不是所有的血管瘤都能通过涂药膏解决的。外用药只适用于表皮看得到鲜红色病灶的增生期血管瘤，一般对于 1 岁以上、瘤体已经开始消退的患儿就不太起作用了。如果血管瘤长得过大或过深，还可以应用口服药（普萘洛尔片或普萘洛尔口服液）或血管瘤体内注射治疗（激素或博来霉素注射液），都可以取得不错的疗效。激光治疗主要用在消退期血管瘤，针对残余局部红斑或毛细血管，可以缩短消退期时间，让患儿更早地恢复正常外观。另外，激光还可用于治疗溃疡性血管瘤，它可以减轻溃疡带来的疼痛，加速溃疡的愈合。

▶ "医生，我需要手术吗？"

婴幼儿血管瘤因为是良性且会自行消退，所以一般来说，是不需要像恶性肿瘤那样做手术根治性切除的，需要手术的孩子主要有以下两种情况：

① 在非手术治疗无法达到有效控制血管瘤的情况下，出现了影响视力发育、呼吸道阻塞、瘤体无法控制的出血或对非手术治疗无效的溃疡。

② 部分患儿即使经过及时的非手术治疗，仍遗留明显外观或功能问题，如瘤体消退后仍残留明显畸形、增生期出现溃疡而遗留永久性瘢痕、非手术治疗不足以及时解决功能障碍等。手术在改善外观、快速去除病灶、美容性重建及改善功能障碍等方面有其独特优势。

▶ 如果血管瘤或多或少都能消退，为什么还会见到有红斑的成年人

那些成年人长的红斑可不是婴幼儿血管瘤哦！除了这两个常见的红胎记以外，还有一些先天性的红斑，比如葡萄酒色斑（又叫鲜红斑痣）、毛细血管畸形-动静脉畸形、早期的疣状静脉畸形，不会像婴幼儿血管瘤一样有增生期和消退期。这些先天性的红斑都有它们适当的治疗方式，所以对于临床表现不典型的病灶，最好还是找专科医生就诊，进行专业的诊断和治疗。

（张世仁　林晓曦）

"红胎记" 的专业去除法

PWS 是 port-wine stain 的缩写，中文名为葡萄酒色斑，又名鲜红斑痣，俗称"红胎记"。因病灶表面皮肤颜色似葡萄酒样而得名，是一种先天性毛细血管畸形，由真皮层内扩张畸形的毛细血管形成。

▶ 葡萄酒色斑的临床表现

葡萄酒色斑在出生时即发现，在新生儿中发生率为 0.3%～0.5%。无明显的性别差异及家族遗传性。在婴幼儿期，葡萄酒色斑通常表现为粉红色或红色，病灶平坦，界限清楚，压之可褪色。可分布于身体的任何部位，但绝大多数（70%～80%）病灶位于头面部及颈部。葡萄酒色斑不会自行消退，随着年龄的增长，葡萄酒色斑病灶随着身体等比例增大，病灶颜色常逐渐加深，从深红色至暗红紫色或紫色。多数患者随着年龄增长可出现病灶颜色加深，病灶增厚及结节生成，也可伴有相应累及区域的软组织或骨骼肥大畸形。

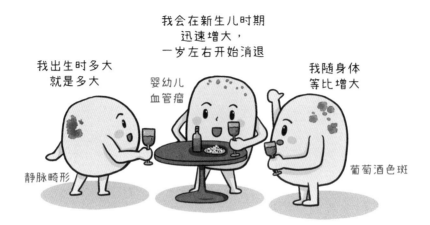

葡萄酒色斑累及区域可伴有相应部位软组织、骨骼增生，导致外观不对称畸形。葡萄酒色斑累及唇部时，可随着年龄的增加，逐渐出现上唇或下唇的畸形肥大。随着年龄的增长，葡萄酒色斑颜色逐渐加深，并可出现增厚结节。累及肢体的葡萄酒色斑，患侧肢体可伴有软组织或骨骼的增长或增粗。

▶ 诊疗葡萄酒色斑

葡萄酒色斑的诊断根据是典型的临床表现及病史，必要时辅以影像学检查（MRI、CT、B超）可以确诊。

葡萄酒色斑合并常见综合征包括 Sturge-Weber 综合征、KT 综合征、色素血管斑痣错构瘤等，医生面诊后会根据患者病情进行各种相关检查（B超、眼科检查、MRI、CT、活检、基因检测等）予以筛查与诊断。

色素血管性斑痣性错构瘤病是以血管畸形（瘤或痣）和色素痣为主要特征的一组疾病综合征。

▶ 葡萄酒色斑的治疗方法

葡萄酒色斑的治疗有 10 余种方法，目前最常用的方法包括激光治疗、光动力治疗与手术治疗。

1. 激光治疗

（1）**脉冲染料激光**（pulsed dye laser，PDL）：随着选择性光热作用（selective photo thermolysis，SPT）这一原理的提出，脉冲染料激光应运而生，成为目前国内外葡萄酒色斑治疗的经典模式。

（2）**其他类型激光治疗**：对于 PDL 无效及增厚型葡萄酒色斑，可选用穿透深度更大的激光治疗，如：755 纳米翠绿宝石激光器；1 064 纳米 ND：YAG 激光；双波长激光治疗（595 纳米 +1 064 纳米）；强脉冲光（intense pulsed light，IPL）。相比 PDL，具有更深的穿透深度，色素改变及皮损的风险增高，需要经验丰富的医生进行治疗。

2. 光动力学治疗（photodynamic therapy，PDT）

光动力学治疗，是一种通过光敏剂及激发光源所引起的光敏化作用杀伤肿瘤或其他病理性组织，从而达到治疗目的的新型医疗技术。

光动力学治疗是一种药械联用技术，涉及给药和照光 2 个步骤。目前临床上已将光动力学治疗作为脉冲染料激光治疗的重要补充治疗方法。其疗效较高，消退均匀，主要适用于 1 岁以上病灶大面积累及的患者，或激光治疗达到平台期的患者。

3. 葡萄酒色斑的外科手术治疗

虽然观察到大部分葡萄酒色斑患者激光治疗后，症状可得到改善，但仅少部分患者达到彻底清除（20%）。部分葡萄酒色斑患者激光治疗疗效不佳，或病灶不当治疗后，出现增生性病变和瘢痕。这时可考虑手术切除，但面部大面积病灶切除后，外观美学重建，仍然是一个巨大的挑战。

（马　刚　于文心　韩　玥　林晓曦）

淋巴管畸形：小泡泡和
大包包

淋巴管畸形（Lymphatic Malformation，LM），以前常称为水样囊肿或淋巴
管瘤，是一种低流量脉管畸形。它的出现主要是因为胚胎期淋巴管发育异常或
外部因素（如外伤、感染、炎症）导致的淋巴管结构改变。每 2 000～4 000 名
婴儿中就有 1 例患有 LM，其中约 65% 的患者在出生时即可发现，80% 的患者
在 1 岁内发现，90% 的患者在 2 岁时有明显的临床表现。

淋巴管畸形的发生部位与淋巴系统的分布相关，因此主要出现在头颈部，
有时也可能影响内脏器官，而躯干和四肢发生的概率较小。由于中枢神经系统
没有淋巴结构，脑和脊髓不会受到影响。LM 是一种病情发展较慢的良性病变，
但在青春期可能因激素影响而进展较快。

▶ 淋巴管畸形的长相：小泡泡和大包包

淋巴管畸形的临床表现千差万别，取决于病变的类型、范围和深度。有些患者表
现为皮肤和黏膜上充满液体的小泡，而有些则会出现巨大的肿物。根据形态特点，淋
巴管畸形可大致分为微囊型、巨囊型及混合型。

（1）微囊型：这种类型通常表现为舌头、皮肤或黏膜上的多个小囊泡，单个囊
腔直径一般小于 2 cm，内部液体较少，较为实心。看起来像是皮肤黏膜上的小泡泡，
有时候会让人误以为是普通的水泡。

（2）巨囊型：这种类型通常由多个囊腔组成，囊腔之间可以相通或不相通，似一个
大包鼓出皮面，周围可能组织增厚。因为内部含有水样的透明液体，触摸时有波动感。

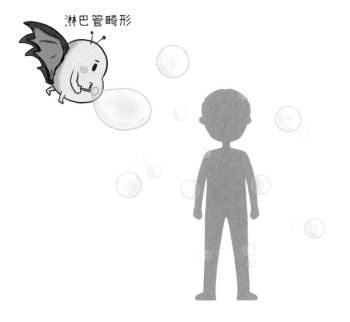

淋巴管畸形

（3）混合型：兼有微囊型和巨囊型的特点，既有小泡泡，又有大包包。表现形式更加多样，临床表现也更为复杂。

还有一种特殊类型称为淋巴管瘤病，这种类型特点是广泛累及骨骼和内脏，常引起严重并发症，是目前最严重、治疗难度最大的类型。由于多部位受累，其临床表现多样：累及骨骼时，患者可感觉骨骼肌肉疼痛、关节活动受限；累及肺部时，患者可能感到呼吸困难等。

淋巴管畸形通常会随着患者年龄的增长等比例生长，但在出现感染、梗阻或腔内出血时，会突然增大。需要特别注意的是，淋巴管畸形非常容易引起病毒和细菌感染，尤其是上呼吸道感染、局部炎症或外伤后。此外，位于眼眶的病灶可影响视力发育，而颈部及气管旁的病灶则可能压迫气管导致呼吸困难。

▶ 怎么诊断淋巴管畸形

淋巴管畸形的诊断需要综合考虑病史、临床表现和影像学检查结果。

1. 病史

由于淋巴管畸形具有随生长发育等比例增大的特点，持续的门诊随访、详细的病史记录及照片资料可以提供病灶生长方式的信息，对诊断有重要意义。

2. 检查

（1）B超：怀疑淋巴管畸形时，常规首先进行超声检查。超声可以估计淋巴管畸形囊腔的大小、病灶及周围血管情况，并通过分析血流信号排除静脉畸形。

（2）**磁共振（MRI）**：是最重要的影像学检查，主要用于判断病灶的累及部位及深度，也可发现是否合并腔内出血、静脉畸形等，对治疗和预后判断起关键作用。

（3）**穿刺**：在超声不能明确诊断时可行诊断性穿刺，若穿刺抽出淡黄色清亮淋巴液即可诊断为淋巴管畸形。

（4）**CT**：是判断淋巴管畸形有无骨骼改变的最佳检查。

▶ 淋巴管畸形可以治疗吗

淋巴管畸形的治疗首要原则是修复或保留患者的功能及外观的美学完整性。所有的治疗都基于彻底地评估患者功能损伤及外观畸形。除了有生命危险的功能障碍需要早期治疗外，大部分的淋巴管畸形可以推迟至青少年时期。

LM 的治疗方法包括手术治疗、硬化治疗和药物治疗。其中硬化治疗随着科技的发展逐渐取代手术治疗成为 LM 的主要治疗方法。

（1）**硬化治疗**：硬化治疗对巨囊型淋巴管畸形非常有效，具有创伤小、治愈率高、不易复发的优点，但对微囊型疗效欠佳。硬化治疗的实施方式一般是先抽尽每个囊腔中的淋巴液，再注入合适剂量与浓度的硬化剂。目前常用的硬化剂包括博莱霉素（bleomycin，国产称平阳霉素）、无水乙醇、泡沫硬化剂（如十四烷基硫酸钠）、溶血性链球菌制剂 OK-432（国产称沙培林）、强力霉素等。在国内以博莱霉素和平阳霉素最为常用。博莱霉素硬化治疗的常见不良反应包括轻度局部肿胀和炎症反应，而主要并发症则是过敏性休克及间质性肺炎、肺纤维化。

（2）**手术治疗**：手术治疗是过去最主要的，甚至是唯一的治疗手段，但随着硬化治疗的开展和经验的积累，目前不主张毫无选择地对任何类型的 LM 进行手术切除。虽然完全切除是临床医生最希望做到的，但考虑到病灶区重要神经血管的保护，大部分情况下次全切除或部分切除更为恰当。近年来，手术与非手术的联合治疗也越来越受到重视。先手术切除大部分病灶后，再通过硬化治疗来处理残留病灶，可以明显提高疗效并预防复发。

（3）**药物治疗**：药物治疗主要包括抗炎药物和抗血管生成药物，如干扰素、心得安、西地那非、雷帕霉素（西罗莫司）。虽然药物干预是否对淋巴管畸形有肯定的疗效尚无定论，但针对少数患者的研究表明，这些药物在控制疾病复发方面有一定的优势，未来可能成为关键的辅助治疗手段。

▶ **注意事项**

（1）**定期随访**：虽然淋巴管畸形是良性病变，但在无干预的情况下可能随生长发育而增大，压迫毗邻结构，甚至造成功能障碍。因此，患者需要定期随访，以便及时发现和处理潜在问题。

（2）**预防感染**：由于淋巴管畸形非常容易引起病毒和细菌感染，患者应注意保持个人卫生，也可预防性应用抗生素。

（3）**心理支持**：淋巴管畸形可能对患者的外观造成影响，进而影响心理健康。因此，患者需要得到充分的情感支持，家人和朋友的理解和关爱尤为重要。

（4）**合理治疗选择**：治疗方案应根据患者的具体情况量身定制，考虑到功能和美观的双重需求。手术、硬化治疗和药物治疗的选择，需要在医生的建议下结合患者的诉求和期望进行综合考虑。

（杨　希）

解密 "动静脉畸形"

动静脉畸形（arterio venous malformation，AVM）是一种高流量的先天性血管畸形，由扩张的动脉和静脉组成，异常的动静脉之间缺乏正常的毛细血管床。AVM 发生率低，男女发生率无明显差异。AVM 是先天性血管畸形中最为棘手的类型，临床症状各异、病情多变，解剖复杂，并发症危险，治疗困难、复发率高。

▶ 动静脉畸形的临床表现

动静脉畸形为先天性血管畸形，但仅 40%～60% 的患者出生时即发现，最初发现病灶时通常仅表现为皮肤红斑、皮温增高，易误诊为毛细血管畸形或血管瘤。颅外动静脉畸形在头颈部相对好发，其次为四肢、躯干和内脏。病灶临床特征为皮肤红斑、皮温高、可触及搏动或震颤。动静脉畸形

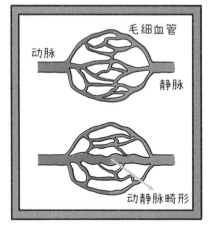

血流动力学异常导致组织缺血，局部可出现疼痛、溃疡或反复出血，严重者因长期血流动力学异常可致心力衰竭。动静脉畸形还会引起外观畸形、重要组织器官受压、功能损害等。1990 年，国际血管瘤与脉管畸形研究会采纳了 Schobinger 分期，将动静脉畸形按照疾病进展的严重程度分为 4 期。

一期（静止期）：无症状，通常从出生到青春期。动静脉畸形病灶不明显，或仅仅表现为葡萄酒色斑或血管瘤消退期的外观。触诊可及皮温升高。

二期（扩张期）：通常在青春期开始，肿物增大，肤色加深，侵及皮肤和深部结构。触诊可及搏动、震颤，听诊可闻及杂音。组织学上表现为动、静脉扩张、纤维化。另外，外伤、青春期、妊娠和不恰当的治疗方式如供血动脉结扎、部分切除、动脉近端介入栓塞、激光，均可能导致病情由一期向二期进展。

三期（破坏期）：出现自发性坏死、慢性溃疡、疼痛或出血等症状。三期是病灶长期进展的结果。

四期（失代偿期）：因长期血流动力学异常，并发高排低阻性心功能不全或心力衰竭。

▶ **动静脉畸形的病因**

动静脉畸形的病因比较复杂，存在多种情况。最常见病因为基因突变。突变基因可使局部的血管发育异常，形成畸形血管和瘘口，造成血流动力学改变和动静脉畸形的形成与加重。其中包括仅在病灶局部携带的体细胞突变，发生于大部分颅外散发型动静脉畸形，包含 *MAP2K1*、*KRAS*、*BRAF*、*HRAS*、*RASA1* 等基因突变。

同时也存在一些全身细胞携带的胚系突变，如 *RASA1*、*EPHB4* 胚系突变可引起毛细血管畸形-动静脉畸形综合征，*PTEN* 基因胚系突变可引起 PTEN 相关错构瘤综合征，*SMAD4*、*ENG* 或 *ALK1* 基因胚系突变可引起遗传性出血性毛细血管扩张症，这些综合征均有较高的动静脉畸形发生率。

另外，任意形式的外伤（包括闭合性损伤、医疗性伤口等）均有可引起或加重动静脉畸形的风险，因为血管损伤有可能形成动、静脉错配，发生动、静脉的直接连通，长期可形成动静脉瘘。

▶ **动静脉畸形的诊断**

（1）增强磁共振（MRI）：在血管性疾病诊断中的地位越来越重要，有利于鉴别诊断并明确病灶范围。

（2）**增强 CT 或 CT 血管造影（CTA）**：有利于直观评估病灶的供血动脉、回流静脉等病理结构。

（3）**数字减影血管造影（DSA）**：是动静脉畸形诊断的金标准。如患者确定需要治疗干预，治疗前则必须行 DSA 检查，以利于全面评价病灶血流动力学特征，为治疗方案的选择提供必要的指导，一般常用的无水乙醇治疗和栓塞均需在 DSA 环境下进行。

（4）**超声多普勒检查**：方便快捷无创，是动静脉畸形诊断和治疗后随访的首选检查，检测内容包括病灶深度、大小、动 / 静脉频谱、动 / 静脉流速峰值、阻抗等。

（5）**基因检测**：推荐动静脉畸形患者进行基因检测，检测方法为局部组织小样本活检和外周血检测，为保证准确率，一般应取病灶样本送检。基因检测有助于判断病灶类型［是否为散发型和（或）综合征型］，也可以指导靶向药物治疗。

（6）**病理检查**：即切取局部病灶制作染色切片，由病理科医生在显微镜下对样本进行诊断。一般用于疑难病例和罕见类型的诊断与鉴别诊断。

▶ 动静脉畸形的相关治疗手段

动静脉畸形治疗较为棘手，从传统方法（包括传统的手术和非手术治疗）的随访数据来看，动静脉畸形治疗后复发率比其他类型血管畸形高。高复发率一方面是因为治疗方式存在缺陷，另一方面也是因为对动静脉畸形的血流动力学特征认识不充分。传统的治疗策略强调关闭

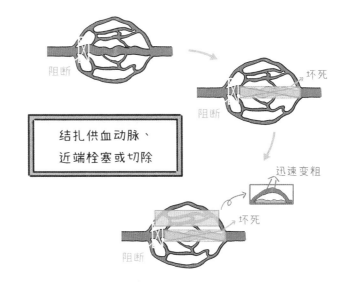

供血动脉，如病灶供血动脉结扎或供血动脉近端栓塞，因病灶未充分处理，侧支动脉将迅速形成而加重病情，且不利于后期治疗。这种有害无益的治疗方式应予废弃。病灶部分切除时，残留病灶也通常导致复发或加重。彻底清除病灶是治疗动静脉畸形的终极目标。

动静脉畸形病情通常进行性加重，且一期患者治疗后复发率较低。因此，理论上讲，动静脉畸形需要早期治疗。但动静脉畸形被国际权威机构列为外科学领域尚未解决的重要问题之一，除了高复发率问题，治疗潜在风险和并发症也是决定治疗时机时必须考虑的问题。决定治疗前需仔细评估治疗风险和收益，然后决定是否需要治疗干预及治疗干预的时机。比如，病灶面积较大但病情稳定的一期患者，现有治疗水平如会导致更加明显的外观畸形和功能损害，不建议积极治疗。动静脉畸形治疗方式包括常规介入栓塞、无水乙醇介入治疗、外科手术和联合治疗。

近些年，随着对动静脉畸形的研究深入，已逐渐筛选出针对突变基因的口服靶向药物治疗方法，如 MEK 抑制剂类，在一些案例上的应用效果充满希望。但新靶向药物用于动静脉畸形的政策审批和应用方法探索仍在进行中，所以不做详细讨论。这里主要介绍常规介入栓塞治疗以及临床一线治疗方式——无水乙醇介入治疗。

1. 常规介入栓塞治疗

介入栓塞治疗是应用惰性物质阻断血流或填塞血管腔。对动静脉畸形来说，成功的栓塞要求栓塞剂填塞血管巢。供血动脉近端栓塞复发率高且不利于将来再次栓塞治疗。病灶栓塞后，病灶血流量减少，病灶萎缩，症状改善，即使病灶体积没有明显缩小，症状仍然会有所改善。栓塞治疗多数在全麻下进行，每次治疗间隔时间通常为数周。常规的介入栓塞剂可以是液体，如 NBCA（氰基丙烯酸异丁酯）或 Onyx，也可以是固体明胶海绵粉、PVA（聚乙烯醇）、弹簧圈等。因常规栓塞剂不能破坏血管内皮细胞，无法去除动静脉畸形病灶，最终绝大多数患者复发。研究发现，增加栓塞治疗次数并不能降低复发率。有学者统计，85.6% 的患者在传统介入栓塞治疗后 1 年内复发，随访 5 年复发率进一步升高，达 98%，5 年内没有复发的患者，有可能获得长期稳定。虽然传统栓塞治疗复发率高，但可缩小病灶、暂时缓解疼痛和出血，并为手术创造条件，减少术中出血。目前，常规介入栓塞主要用于术前准备，并随着动静脉畸形切除治疗越来越少而渐不常用。不恰当使用或滥用固体介入栓塞材料也可能会引起病灶加重和外形损毁。

2. 无水乙醇介入治疗

基于对常规栓塞剂介入栓塞治疗后复发的认识，国外一些学者提出永久性栓塞概念，倡导应用无水乙醇。

无水乙醇可通过导管注入，也可经皮直接注入。无水乙醇注入后，血红蛋白变性、血管内皮细胞脱水、原生质沉淀、血管壁内皮细胞层剥脱、血管壁内弹性膜层节段性损坏，这些过程联合在一起导致血栓迅速形成。无水乙醇血管内治疗动静脉畸形效果显著，正在改写动静脉畸形的治疗模式。只要可以超选择性地到达病灶瘘口，无论哪个临床分期，均可治疗。应用该疗法治疗动静脉畸形，发现其根除病灶能力强、复发率低，且可获得前所未有的良好外观，疗效满意。

另外，无水乙醇介入栓塞的并发症也引起了广泛关注。误栓可能引起周围正常组织坏死、神经损伤（如面瘫）、重要器官功能丧失（如失明），甚至心肺衰竭死亡。本小组利用常规栓塞与无水乙醇结合的方式，成功将失明风险降至零。

动静脉畸形无水乙醇介入栓塞治疗必须由经验丰富的专科医生实施，以尽可能减少严重并发症发生。对病灶位置和血流动力学状态的精确评估是保证治疗安全有效的前提。无水乙醇介入治疗均在全麻下进行。

（林晓曦　华　晨　金云波　杨　希　陈昱希）

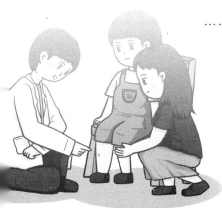

儿童尿道下裂：尽早手术干预

儿童尿道下裂是一种常见的先天性畸形，影响男性尿道的发育。生理状况下尿道是连接膀胱与外界的管道，负责排尿，尿道口一般位于阴茎龟头的顶端。在尿道下裂的病理情况下，尿道的开口位置不在阴茎的顶端，而是在阴茎体的其他部位，甚至在阴囊或会阴处。

▶ 尿道下裂很常见吗

尿道下裂是最常见的外生殖器先天畸形。据统计每 1 000 个男孩中约有 3 人发病。

尿道下裂通常在胎儿发育过程中的早期阶段就形成了，但确切的发病原因尚不完全清楚，一些可能的因素包括遗传因素或环境因素，但具体的病因还需要进一步研究来确认。

▶ 尿道下裂有哪些类型

根据尿道外口所在位置的不同，可将尿道下裂分为以下 4 种类型。

（1）**阴茎头型**：尿道口位于阴茎顶端偏下方。

（2）**阴茎体型**：尿道口位于阴茎体部。

（3）**阴茎阴囊型**：

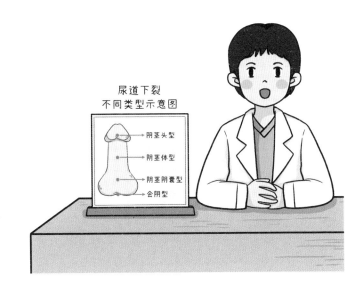

尿道下裂
不同类型示意图

- 阴茎头型
- 阴茎体型
- 阴茎阴囊型
- 会阴型

尿道口位于阴茎和阴囊交界处，常伴有阴茎发育不良并严重向下弯曲。

（4）会阴型：尿道口位于阴囊与肛门间，常伴有阴茎短小，部分患者的生殖器外观接近女性。

▶ 如何发现孩子有尿道下裂呢

一般在出生体检时即可诊断出孩子尿道开口的位置是否存在异常的情况。家长平时可以通过观察孩子的尿道口、阴茎形态以及尿流的状态来判断孩子是否患有尿道下裂。一般情况下，患有尿道下裂的孩子，尿道口的位置明显不在阴茎的顶端，且阴茎勃起后向下方弯曲，站立排尿时往往会弄湿裤子。在一般的儿科体检中，也比较容易从外观上进行判断。

▶ 尿道下裂有哪些症状

患儿主要表现为尿道口位置异常和排尿时的尿流异常，常伴有阴茎向下弯曲和包皮分布异常等。尿道下裂还可能会伴发腹股沟斜疝、睾丸鞘膜积液以及睾丸下降不全等其他先天性畸形，儿童时期需要家长关注。

尿道下裂的典型症状是尿道开口位置异常，除阴茎顶端外尿道的异位开口可出现在阴茎到阴囊连线的任何位置，开口位置异常将直接导致尿流异常，患者站立排尿会尿湿裤子，严重者只能蹲下排尿。

除了尿道口异常这一较为明显的先天畸形以外，在整个生长发育的过程中如果没有得到及时、规范化的手术治疗，绝大多数患者都可能出现不同程度的阴茎向下弯曲。上海交通大学附属第九人民医院（以下简称"九院"）整复外科接诊过多例由于儿童期治疗不及时、不规范，导致青春期患者出现继发的阴茎向下弯曲，部分重度弯曲者可大于35°，显著影响勃起的外观和功能，再次手术修复也更为困难。阴茎的发育状态和是否有继发的下弯需要家长持续关注。

尿道下裂还常伴有包皮的分布异常，往往阴茎腹侧的皮肤紧致，背侧的皮肤冗余，可呈帽状堆积，严重者阴茎下方没有包皮，显著影响阴茎的外观。

此外，尿道下裂可以是单一的先天性缺陷，也可以是复杂先天畸形的临床表现之一，如性发育异常（旧称"两性畸形"）的患者，也可有尿道下裂的表型，但同时还会伴有生殖器甚至其他脏器的畸形发育。因此在患儿的整个生长发育过程中，还需留意性别相关发育和内分泌激素相关的改变是否异于同龄人。

▶ 尿道下裂如何治疗

尿道下裂的矫正手术是尿道下裂唯一的治疗方法。手术的目标是完全矫正阴茎的下弯、重建尿道使得尿道开口于阴茎头端、矫正阴茎皮肤的异常分布，同时兼顾理想的阴茎外形，达到功能性和美学兼顾的尿道下裂修复。

目前报道的尿道下裂手术方法有200多种，但至今尚无一种术式能被所有医生一致接受。相对来说，比较常用的手术方法有尿道口前移术、尿道板纵切卷管尿道成形术、加盖岛状皮瓣尿道成形术、包皮内板横行岛状皮瓣尿道成形术等。虽然术式众多，但这些方法都不能很好解决尿道瘘、尿道狭窄等常见的尿道并发症，也不能完全满足尿道下裂的美学修复要求。

九院整复外科团队经过多年的探索，设计了一种"一藤双瓜"的尿道下裂"个性化"修复术式，简单来说，就是将原先背侧冗余的皮肤根据个体尿道缺损的长度，"裁剪"成尿道修复的材料和阴茎覆盖的材料，通过阴茎筋膜的"藤"提供血供，将两块设计好的材料分布转移到需要的位置，以满足尿道修复和阴茎外形修复的需要。由于"一藤双瓜"的设计很好地保障了尿道的血供和阴茎外形的覆盖，术后尿道瘘和尿道狭窄的并发症率显著降低；而且在阴茎下弯完全纠正后根据缺损的尿道来

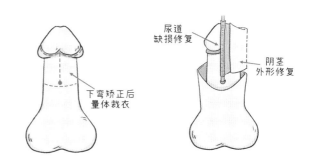

尿道下裂"个性化"修复术式

下弯矫正后
量体裁衣

尿道
缺损修复

阴茎
外形修复

"量体裁衣"，最大限度地满足了功能和外形的统一。相关手术方式发表在整形外科知名的专业期刊上并得到了国际同行的认可。

由于尿道卜裂患儿多不能站立解尿，容易造成其思想负担，影响心理发育，现多主张早期手术，尽早干预。手术年龄根据身体状况和麻醉评估情况可提前至 6～24 个月。大多数接受了手术的患儿预后良好，能够恢复正常的尿道功能。不伴有其他性发育异常、睾丸功能正常的患者不影响成年后的生育。

儿童尿道下裂是一种可以通过外科手术有效治疗的常见先天性畸形。由于伴发有阴茎下弯，患儿需密切随访至青春期发育后，以避免成年后勃起功能受到影响。家长和医生应密切合作，及时治疗干预，这对于孩子的发育健康和生活质量非常重要。

（程 辰 刘 阳）

什么是先天性无阴道

女孩子到了青春期不来月经是怎么回事？这可能有很多原因，原因之一是先天性无阴道。

先天性无阴道，也称为 Mayer-Rokitansky-Küster-Hauser（MRKH）综合征，是一种比较罕见的生殖系统畸形，主要影响女性的生殖器官。该病的发病率为每 4 000～5 000 名女性中有 1 例。

尽管具体的发病机制尚未完全明确，但研究认为，MRKH 综合征可能与遗传因素有关，某些基因变异可能导致胚胎在发育过程中，生殖器官的形成出现异常。此外，环境因素也可能在一定程度上影响胚胎的发育。

▶ **相关症状**

大多数患有先天性无阴道的女性在青春期前不会出现任何症状，因此往往不被察觉。然而，当她们进入青春期以后，可能会因为出现以下症状就诊：

（1）**无月经来潮**：由于阴道是经血排出的通道，先天性无阴道患者往往没有月经来潮。

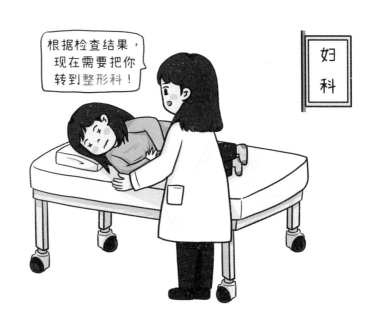

这是患者就诊的首要原因。

（2）**周期性腹痛**：部分先天性无阴道患者有子宫发育不全但有子宫内膜时，可能会有经血瘀积，导致周期性腹痛。

（3）**无阴道开口**：在妇科检查时，可以发现先天性无阴道患者外阴发育正常，但在阴道口处可能存在凹陷或短盲端，没有正常的阴道开口。

（4）**小子宫发育不全**：可能在体检中发现患者盆腔有小的发育不良的子宫。

（5）**合并其他生殖系统异常**：部分患者可能同时存在无子宫、始基子宫等其他生殖系统异常，以及泌尿系统发育异常（如肾脏缺如）等。

▶ 先天性无阴道的诊断

先天性无阴道的诊断通常在青春期时进行，当女孩没有月经来潮时，医生可能会进行以下检查。

（1）**体格检查**：双合诊检查阴道和子宫的形态并观察第二性征发育情况。

（2）**超声检查**：评估子宫和卵巢的状况。

（3）**磁共振成像（MRI）**：提供更详细的生殖系统结构信息。

（4）**遗传咨询**：了解家族史和可能的遗传因素。

▶ 先天性无阴道的治疗

先天性无阴道的治疗主要依赖于手术，通过整形外科修复重建的方法重建阴道以恢复正常的生理功能和性生活。具体的治疗方法需要根据患者的具体情况进行选择，常见的治疗方法包括：

（1）**阴道成形术**：通过手术在患者的会阴部创造一个新的阴道。手术材料可以是患者自身的皮肤、黏膜、皮瓣、腹膜、乙状结肠，或者人工材料，比如同种异体脱细胞真皮、异种脱细胞小肠黏膜等。术后需要定期使用阴道扩张器以保持阴道的通畅。

（2）**阴道扩张术**：适用于部分残余阴道组织较多的患者。通过定期使用阴道扩张器逐渐扩张患者原有的残余阴道组织，以达到正常阴道长度和宽度。这种方法比较痛苦，周期很长，操作不当容易后期瘢痕挛缩，现已较少采用。

先天性无阴道是一种复杂的生殖系统发育异常，对患者的生活产生重大影响。通过提高公众对这一病症的认识，我们可以为患者提供良好的支持和治疗，使患者可以正常生育，同时，医学研究的进展为改善患者的预后带来了新希望。

（麻苏香）

无法治愈的骨纤维
异常增殖症

骨纤维异常增殖症（fibrous dysplasia，FD）是一种罕见的骨骼疾病，通常发生在儿童和青少年时期，骨骼中的正常骨组织被纤维组织取代，从而导致骨骼结构异常、脆弱和变形。虽然它可以影响身体的任何骨骼，但最常见的是影响长骨、颅骨和肋骨。

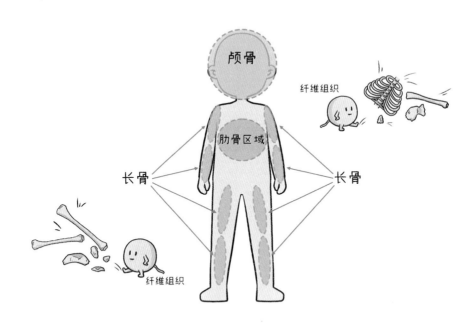

▶ 骨纤维异常增殖症的相关症状

骨纤维异常增殖症的确切病因尚不完全清楚，但研究表明，这种疾病与一种基因突变有关。这种突变发生在 GNAS 基因上，导致骨细胞（成骨细胞）发育异常。由于这种突变通常在胚胎发育早期发生，因此患者的症状可能在出生时或早年时期就开始显现。

骨纤维异常增殖症的症状和表现因个体差异、受影响的骨骼部位以及疾病的严重程度而异，有以下常见的临床症状：

1. 骨骼疼痛

（1）**局部疼痛**：受影响骨骼部位的疼痛是骨纤维异常增殖症的常见症状之一。疼痛可能是持续性或间歇性的，通常在运动或压力增加时加剧。

（2）**夜间疼痛**：许多患者报告在夜间疼痛加剧，影响睡眠质量。

2. 骨折

由于纤维组织取代正常骨组织，受影响的骨骼变得脆弱，容易发生病理性骨折，即使是轻微的外力或日常活动也可能导致骨折。

3. 骨骼变形

（1）**骨骼弯曲或畸形**：纤维组织的异常生长会导致骨骼形态改变，出现弯曲或畸形。常见的包括腿部弯曲（例如胫骨弯曲）和手臂畸形。

（2）**面部不对称**：如果颅骨受影响，可能导致面部畸形或不对称，影响外貌。

4. 生长异常

（1）**肢体长度差异**：在儿童和青少年中，受影响的肢体可能生长异常，导致一条腿或一条手臂比另一条短。

（2）**身材矮小**：由于骨骼的异常发育，一些患者可能出现身材矮小的现象。

5. 运动功能障碍

（1）**行走困难**：下肢骨骼受影响的患者可能会出现行走困难或跛行。

（2）**运动受限**：由于骨骼变形和疼痛，患者的运动范围和灵活性可能受到限制。

6. 神经症状

（1）**压迫神经**：在某些情况下，异常增殖的纤维组织可能压迫邻近的神经，导致疼痛、麻木或感觉异常。

（2）**视力和听力问题**：如果颅骨受影响，可能会压迫视神经或听神经，导致视力或听力问题。

7. 皮肤表现

一些骨纤维异常增殖症患者（特别是伴有多骨纤维性结构不良的患者）可能会出现咖啡牛奶斑，这些是边界不规则浅褐色的皮肤斑块。

8. 内分泌异常

在某些情况下，骨纤维异常增殖症可能与内分泌系统异常相关，特别是在多骨纤维性结构不良的患者中。常见的内分泌异常包括以下几种。

（1）**性早熟**：儿童患者可能出现性早熟的现象，即在正常青春期之前出现性发育特征。

（2）**甲状腺功能亢进**：表现为甲状腺肿大、心率加快和代谢率增加。

（3）**肾上腺和垂体异常**：可能导致激素水平失调，影响身体的多种功能。

▶ 骨纤维异常增殖症的检查与治疗

常用检查手段如下。

（1）**X 线检查**：显示骨骼的异常结构。

（2）**CT 和 MRI**：提供更详细的骨骼和周围组织的图像。

（3）**骨活检**：通过取样和显微镜检查确认纤维组织的存在，是确定骨纤维发育不良的最根本依据。

目前，骨纤维异常增殖症尚无根治方法，治疗主要是缓解症状和预防并发症。常见的治疗方法如下。

（1）**药物治疗**：使用止痛药和抗骨质疏松药物来缓解疼痛和加强骨骼强度。

（2）**手术治疗**：对于严重的骨骼变形或功能障碍，可能需要手术矫正或修复。

（3）**物理治疗**：帮助患者恢复和维持运动功能。

（4）**生活方式调整**：患者可以通过一些生活方式的调整来管理症状和提高生活质量。例如，适度运动、健康饮食和避免高风险活动等，都有助于减少骨折的风险和缓解疼痛。

▶ 临床研究和未来发展

尽管目前没有治愈骨纤维异常增殖症的方法，但科学家们在寻找新的治疗方法和更好地理解疾病病理方面取得了进展。一些正在进行的研究领域包括如下几个。

（1）基因治疗：由于骨纤维异常增殖症与特定的基因突变有关，基因治疗可能在未来成为一种潜在的治疗方法。通过修正或替换突变基因，科学家们希望能够直接治疗疾病的根本原因。

（2）新药研发：目前的药物主要集中在缓解症状和预防并发症，但未来可能会开发出能够直接影响病理过程的新药物。

（3）干细胞疗法：研究人员正在探索使用干细胞来修复受损的骨骼组织。这种方法有可能在未来提供一种更加有效的治疗选择。

骨纤维异常增殖症虽然是一种罕见且现仍无法治愈的疾病，但通过早期诊断和适当的治疗，大多数患者能够过上相对正常的生活，如果怀疑患有此病，请及时咨询医生并进行相关检查。

（李　笠）

儿童可以做磁共振吗

当家长听到医生给孩子开磁共振检查单时，心里大概有一连串疑问："小孩能做磁共振吗？""会有什么副作用？""要注意点什么呢？"

接下来我们就好好说一说"磁共振检查"这件事，让家长不焦虑，帮助孩子顺利完成检查！

▶ 磁共振是什么，有没有辐射

磁共振成像（MRI）是一种无创性的影像学检查设备，其成像过程仅使用磁场、无线射频脉冲以及计算机来形成医学图像，不使用电离辐射。磁共振成像人体软组织成分对比度清晰，特别适用于儿童脑、胸、腹、骨盆和四肢等部位疾病的诊断和治疗监控。

简单地说，就是磁共振诊断仪使我们人体自身组织的氢原子核，在强大的磁场空间内产生共振，通过电子计算机把对磁场的变化采集处理，形成磁共振图像，用于临床诊断。

由于磁共振是强磁场下利用自身的氢原子核成像，没有放射性，所以通常情况下对人体无害，是非常安全的。

▶ 检查怎么进行，要多久，声音大吗

磁共振机器是一个大型圆筒，孩子躺在可移动的检查床上移入大圆筒（磁场中心），医生能透过玻璃窗口监控孩子的情况并保持对讲。

一般情况下，一个检查部位进行磁共振平扫检查的时间为 10～20 分钟。

扫描成像过程中孩子会听到类似机械声或撞击声。如有需要，医生会给孩子佩戴

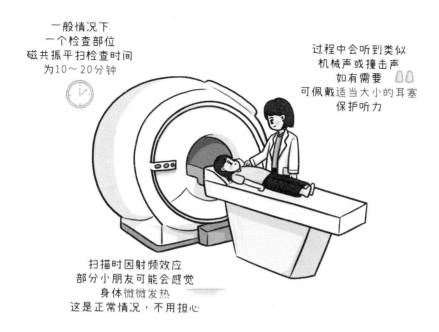

一般情况下
一个检查部位
磁共振平扫检查时间
为10～20分钟

过程中会听到类似
机械声或撞击声
如有需要
可佩戴适当大小的耳塞
保护听力

扫描时因射频效应
部分小朋友可能会感觉
身体微微发热
这是正常情况，不用担心

适当大小的耳塞，保护听力。

扫描时因射频效应，部分孩子可能会感觉身体微微发热，这是正常情况，不用担心。如有其他异常，可以通过对讲机和医生沟通。

▶ 检查前如何做准备

1. 常规准备

对于能够配合的孩子，仅需常规准备，家长可以事先沟通，积极暗示，配合检查。

（1）**去除金属附属物**：孩子及陪护家长都必须去除所有金属附属物，如磁卡、手表、钥匙、硬币、发夹、眼镜、首饰、手机及类似电子设备、金属的药物传导片、含金属颗粒的化妆品以及有金属饰物的衣服等。

（2）**注意事项**：带有植入人工耳蜗、神经刺激器、心脏起搏器、心脏金属瓣膜、金属支架、过滤器、吻合器、动脉夹等磁性金属植入物的患儿不能进行磁共振检查，以免发生意外；MRI兼容植入型器材，植入的输液钢材料为非铁磁性的，可进行MRI检查（具体请咨询医生）。轮椅、推车、病床、担架、氧气瓶等严禁进入机房。

（3）**禁食事项**：视检查部位决定是否禁食：头、胸、脊柱与四肢检查无须禁食；腹部检查前禁食4小时；盆腔检查禁食4小时，同时检查前2小时留尿。

（4）**检查造影剂**：增强检查时需静脉推注检查造影剂。注射前需主动告知医生孩子是否患有心脏病、肾脏疾病、肝移植病史、糖尿病或甲状腺疾病等，以及是否是过敏体质。

2. 特殊准备

对于不配合的孩子需额外做如下准备。

（1）**镇静**：可在开具MRI检查单的医生处开好镇静剂。常用药物有水合氯醛和苯巴比妥钠。检查前30分钟，可用少量的水、婴儿配方奶粉、果汁送服（请为检查提前安排好时间，以免无法按时检查）。

（2）**禁食**：根据年龄适当禁食水4小时，尤其是需要使用造影剂的增强MRI，防止镇静后入睡，呕吐物不能及时吐出，导致窒息。

（3）**睡眠剥夺**：建议检查前根据年龄进行适当睡眠剥夺，检查前4～6小时不要睡觉，防止孩子睡眠充足后，镇静剂使用效果不佳。

▶ 检查完成后需注意什么

（1）**恢复处理**：进行磁共振平扫检查且未使用镇静剂的孩子，无须特别恢复处理，检查结束后即恢复日常活动和正常饮食。

（2）**留观30分钟**：进行磁共振增强检查或使用镇静剂的孩子，检查结束后在医院留观30分钟，如已清醒，无任何身体不适，即可离开。多喝水以促进造影剂排泄。

（3）**不良反应**：偶有患儿使用磁共振造影剂会产生局部疼痛和恶心等不良反应。对造影剂过敏者表现为眼睛发痒、全身或局部皮肤荨麻疹或其他反应，应立即告知放射科医护人员，立即予以抗过敏药物使用。

（王智超）

孩子患淋巴水肿怎么办

淋巴水肿是一种淋巴液在体内循环受阻而引起的肿胀，通常发生在四肢，亦可能影响到身体的其他部位。对于刚出生的新生儿来说，发现淋巴水肿可能会让家长感到困惑和担忧。那么，孩子出生时有淋巴水肿该怎么办？下面将详细介绍淋巴水肿的成因、症状、诊断方法以及治疗措施，帮助家长更好地应对这一状况。

▶ 什么是淋巴水肿

淋巴系统的作用主要有 2 个方面：体液平衡和免疫功能。它通过将组织间隙中过多的液体收集并返回血液循环，帮助维持体液平衡。同时，淋巴结和淋巴组织是免疫系统的重要组成部分，帮助身体抵御感染和疾病。淋巴水肿是一种淋巴系统功能不全或受损导致的慢性病症。淋巴系统主要负责体液平衡和免疫功能。当其发生障碍时，淋巴液无法正常循环和排出，便会在组织间隙中积聚，形成淋巴水肿。

▶ 淋巴水肿的成因

淋巴水肿可以分为原发性和继发性两种。原发性淋巴水肿通常是由先天性淋巴系统发育不全或异常所致，可能在出生时就出现，也可能在儿童期或青春期才表现出来。继发性淋巴水肿一般是由外伤、感染、手术或放疗等原因导致淋巴系统受损，进而引发淋巴液积聚。对于新生儿来说，原发性淋巴水肿更为常见。

原发性淋巴水肿可进一步细分为先天性、早发性和迟发性 3 种类型。先天性淋巴水肿通常在出生时或出生后几个月内发病；早发性淋巴水肿多在 35 岁之前发病，发病率最高，占 71%；迟发性淋巴水肿则在 35 岁之后发病。此外，按照有无家族遗传史，原发性淋巴水肿可分为家族遗传型和散发型，前者约占 10%，后者约占 90%。

▶ 淋巴水肿的症状

淋巴水肿的主要症状是肢体或身体某部分的肿胀。具体表现可能包括：肿胀，通常发生在足部、腿部、手部和手臂等部位，单侧发病多见；皮肤改变，包括皮肤变厚、变硬，甚至可能出现纤维化；感觉异常，受影响部位可能会感到沉重、紧绷或不适；感染风险增加，由于淋巴液的积聚，局部免疫力下降，容易发生感染。

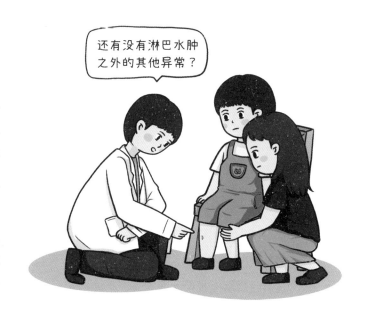

此外，原发性淋巴水肿还可能伴随其他组织器官的异常，如淋巴水肿-重睫综合征、黄甲综合征和 KT 综合征等。

▶ 诊断方法

在发现孩子有上述症状时，家长应及时带孩子就医。原发性淋巴水肿的诊断在结合病史和体格检查的基础上，需要进行淋巴造影检查，观察到淋巴回流受阻的影像学证据后才能够确诊。目前淋巴造影的手段包括磁共振淋巴造影、核素淋巴造影和吲哚菁绿淋巴造影，其均能判断淋巴回流的情况，在检测淋巴循环系统功能方面各有优势。在影像学诊断的基础上，需进一步明确患者的基因诊断，随着高通量二代测序技术的发展，目前基因筛查成本已大幅降低，全外显子组测序（WES）为目前常用的基因检测手段。遗传病因学的识别对于疾病预后的判断有着重要影响。

▶ 治疗措施

国际治疗共识认为，原发性淋巴水肿以保守治疗或压力治疗为主，治疗目标在于控制水肿发展和防止并发症。孩子出生时如果发现淋巴水肿，家长不必过于担忧，通过及时的医学诊断和科学的综合治疗，淋巴水肿的症状可以得到有效控制和改善。家长在日常生活中也应注重孩子的护理和心理支持，帮助孩子健康成长。

▶ 日常护理

在日常生活中，家长应注重孩子淋巴水肿的护理。定期带孩子进行医学检查，监测病情变化，及时调整治疗方案。确保压力衣大小合适，穿戴方式正确，避免过紧或过松。选择适合孩子的运动方式，避免过度疲劳。还需注意水肿肢体避免受损伤，避免注射疫苗、抽血、蚊虫叮咬等，水肿部位避免热敷。另外，需注意均衡饮食，避免高盐、高脂食物，保持适当的体重。

（于子优）

物以类聚的罕见病

"罕见病是罕见的，但罕见病患者却有很多"。根据世界卫生组织（WHO）的定义，罕见病为患者数占总人口的 0.065%～0.1% 的疾病。尽管发病率低，但参考我国人口基数，罕见病患者仍是一个庞大却没有得到足够重视的群体。普罗特斯综合征（*PIK3CA* 基因相关过度生长综合征）即是其中之一。多数罕见病患者家庭不仅饱受疾病的折磨，还需承受巨大的经济及心理负担。

▶ 什么是普罗特斯综合征

根据世界卫生组织报道，约有 80% 的罕见病由于遗传缺陷引起，约有 50% 的罕见病在出生时或者儿童期即可发病。*PIK3CA* 基因相关过度生长疾病谱系是一组由 *PIK3CA* 基因突变导致的，以躯干或肢体局部过度增生为典型表现的疾病群的统称。患者的临床表现丰富多样，严重程度不一，但却会对患者的外观、功能和生活造成严重的损害。多种疾病已被纳入这一综合征群的定义中，以下是一些具有代表性的疾病名称与临床表现。

▶ 普罗特斯综合征的临床表现有哪些

（1）面部浸润性脂肪瘤：这类生长在面部的脂肪瘤对患者容貌造成较大损害，表现为一侧面部特别庞大、膨出，使得双侧脸颊明显不对称。邻近的结构也会被影响，造成嘴唇位置的改变，严重者还可能压迫眼球造成视力丧失。部分患者还会合并有舌头、牙齿增大等问题。

（2）KT 综合征：好发于下肢，主要症状为皮肤红斑（毛细血管畸形），肌肉肿块、脂肪肿块，骨骼异常增长，静脉和（或）淋巴管畸形。

（3）CLOVES 综合征：CLOVES 综合征患者在全身多部位都可能存在病灶，该疾病的四大特征分别是脂肪瘤（表现为皮下的一个肿块，需要行磁共振鉴别），静脉和（或）淋巴管畸形，表皮痣和脊柱畸形。

（4）巨指和（或）趾畸形：巨指 / 趾畸形患者往往会有 1 根或 2 根手指（脚趾）出现不成比例的异常增长增粗，严重影响肢体的美观，并造成手或脚的功能障碍。

（5）多发性脂肪瘤：患者身体部位可能会出现大小不一的皮下肿块，磁共振检查会发现此类肿块为脂肪信号。

（6）巨脑-毛细血管畸形-多小脑回综合征：此类患者表现为头围增大，全身散发红斑（毛细血管畸形）。磁共振可发现患者的双侧大脑半球增大。

（7）弥漫毛细血管畸形伴过度生长：表现为全身分布广泛的红斑（毛细血管畸形），同时可能合并有肢体（上、下肢）较对侧增粗增长（磁共振可见皮下脂肪层增厚）。

▶ 普罗特斯综合征如何诊断

普罗特斯综合征的诊断需结合患者病史与相关辅助检查。患者的病灶多为先天性

巨颅-脑畸形

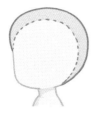

多发性脂肪瘤

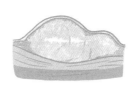

巨指/趾

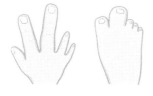

KT综合征

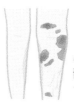

肢体肥大
静脉曲张
葡萄酒色斑痣

或儿童期首次发现，随着年龄增长，病情严重程度也逐渐发展。病灶在身体多呈散在分布，一名患者可能有身体多个不同部位出现异常。

针对病灶组织的基因检测发现 *PIK3CA* 基因突变是确诊的必备条件，这需要通过门诊手术在局麻下取下一小块组织并送相关测序分析。影像学检查也是判断病灶分布范围、深度的重要依据，推荐外省市的患者在初次前往上海九院就诊前先于当地医院做好病灶处的增强磁共振检查，这有助于发现潜在的脉管畸形，帮助医生对局部病灶形成初步的整体印象。

▶ 普罗特斯综合征如何治疗

普罗特斯综合征患者临床表现的多样性、复杂性、严重性导致目前尚未有准确的发病率统计，也正因如此，患者在选择就诊科室时往往无所适从。由于病灶在躯体多呈散发分布，累及的器官组织包括脂肪、骨骼、神经、内脏等，很少有单一的科室能够独立完成 PROS 患者的诊治。普罗特斯综合征患者的治疗需要联合激光、介入、手术等多种方法。整复外科的治疗区域从头到脚，由表及里，覆盖了普罗特斯综合征治疗所需的技术手段，必要时还可联合骨科、介入科、病理科、普外科等众多科室进行多学科联合会诊，故而整复外科是最适合承担普罗特斯综合征治疗的大类学科，在为患者根除病灶的同时还能最大限度地帮助患者恢复美观。

考虑到普罗特斯综合征疾病有明确的病因——*PIK3CA* 基因突变，目前针对普罗特斯综合征的靶向治疗也在日益推进。阿培利司是 PIK3 靶向抑制剂，它能够抑制突变的 *PIK3CA* 基因信号，阻止甚至逆转过度增生的病灶，对缩小脂肪瘤、脉管畸形体积有一定的疗效。此外，阿培利司还被报道能够改善病损引起的相关功能损害，包括疼痛、出血、运动障碍等。国外一项纳入 59 名普罗特斯综合征患者的研究表明，阿培利司对于抑制病灶持续生长、缩小现有病灶体积有一定作用，相关不良反应包括腹泻、高血糖、口腔溃疡等，但多在可控范围内。目前，阿培利司正进行中国区的上市审批流程，相关临床试验正在开展。

随着中国经济的发展和社会的进步，普罗特斯综合征这一罕见病患者群体亟待得到全社会的关注与支持。普罗特斯综合征特殊的疾病表现和治疗所需的费用给患者和其家庭带来了沉重负担。由于外观异常，患者在生活、求学、就业过程中还可能受到歧视。普罗特斯综合征患者应获得社会给予的生活、医疗等多方面的关注支持。我们希望能通过本文关于普罗特斯综合征的简介，让更多的人了解这一疾病的情况，同时也为普罗特斯综合征患者提供了解选择治疗方法的渠道。我们希望依托九院平台，构筑起普罗特斯综合征患者与医生之间交流的桥梁，让普罗特斯综合征这一罕见病在九院常见化，及时有效地向所有患者分享疾病诊疗的最新进展，帮助更多的普罗特斯综合征患者早日摆脱病痛，恢复正常生活。

（林晓曦　华　晨　陈鸿锐）